Claire Craig
Fototherapie

Verlag Hans Huber
Programmbereich Gesundheit

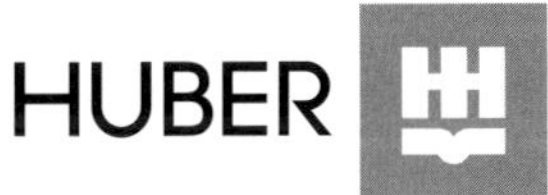

Bücher aus verwandten Sachgebieten

Weitere Informationen über unsere Neuerscheinungen finden Sie im Internet unter: www.verlag-hanshuber.com oder per E-Mail an: verlag@hanshuber.com.

Claire Craig

Fototherapie

Kreative Fotoarbeiten mit Jugendlichen, Erwachsenen und alten Menschen

Aus dem Englischen von Heide Börger

Verlag Hans Huber

Claire Craig, PhD, ist als Ergo- und Aktivierungstherapeutin tätig und auf die Arbeit mit Menschen mit einer Demenz spezialisiert.

Lektorat: Jürgen Georg, Gaby Burgermeister
Herstellung: Jörg Kleine Büning
Titelillustration: Harald Schröder, Wiesbaden
Satz: punktgenau gmbh, Bühl
Druck und buchbinderische Verarbeitung: Druckerei Mack GmbH, 71101 Schönaich
Printed in Germany

Bibliografische Information der Deutschen Nationalbibliothek
Die Deutsche Nationalbibliothek verzeichnet diese Publikation in der Deutschen Nationalbibliografie; detaillierte bibliografische Daten sind im Internet über http://dnb.d-nb.de abrufbar.

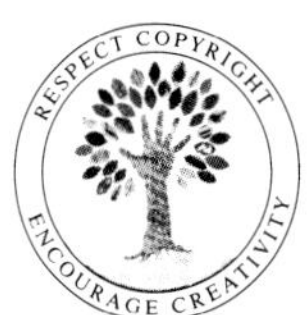

Anregungen und Zuschriften bitte an:
Verlag Hans Huber
Lektorat: Pflege
z. Hd.: Jürgen Georg
Länggass-Strasse 76
CH-3000 Bern 9
Tel: 0041 (0)31 300 45 00
Fax: 0041 (0)31 300 45 93
E-Mail: juergen.georg@hanshuber.com

Das vorliegende Buch ist eine Übersetzung aus dem Amerikanischen. Der Originaltitel lautet «Exploring the Self Through Photography: Activities for Use in Group Work» von Claire Craig.

1. Auflage 2013. Verlag Hans Huber, Hogrefe AG, Bern
(E-Book-ISBN [PDF] 978-3-456-95095-2)
(E-Book-ISBN [EPUB] 978-3-456-75095-8)
ISBN 978-3-456-85095-5

Inhaltsverzeichnis

Teil 2

*Für Neil und Eddie, die jeden Tag
zu einem wunderbaren Abenteuer machen.*

Danksagung

An diesem Buch haben viele Menschen mitgewirkt. Ich möchte mich deshalb bei allen bedanken, die mir geholfen haben, die Sprache der Fotografie zu entdecken: anfangs Jim, Carol und Trevor, dann Nicola und Paul, die mir erst unlängst in Erinnerung gerufen haben, wie wertvoll Bilder sein können. Ich schulde allen Dank, die an den von mir geleiteten Gruppen teilgenommen und bereitwillig ihre Fotos und Geschichten mit mir geteilt haben. Ebenfalls danken möchte ich den Mitarbeitern von Jessica Kingsley für ihre Beratung, Unterstützung und Geduld, insbesondere Lily Morgan für ihre wertvollen Hinweise, die geholfen haben, das Manuskript in seine endgültige Form zu bringen. Zu guter Letzt danke ich meiner großartigen Familie, die mich in der ganzen Zeit unermüdlich unterstützt und ermutigt hat. Ohne euch wäre dieses Buch nie entstanden.

Vorwort

Mein Großvater war Fotograf. An den Wochenenden war er meistens unterwegs und machte Fotos auf Hochzeiten und Taufen, um besondere Momente in der Geschichte einer Familie festzuhalten. Doch seine Arbeit war nicht auf solche Anlässe beschränkt. Abgesehen von den Bildern, die er auf Hochzeiten und Taufen machte, fotografierte er auch ganz Alltägliches: Gegenstände, bestimmte Orte, Menschen, sein erstes Fernsehgerät, den Inhalt des Kühlschranks, Autos, Züge, Busse, die Szene, als wir uns nach heftigem Schneefall den Weg aus dem Haus freischaufeln mussten. Diese Bilder ergaben eine Dokumentation des normalen Lebens und waren gerade wegen ihrer Alltäglichkeit etwas Besonderes.

Ich wuchs also umgeben von Fotos auf. Ihre visuelle Sprache wirkt vertraut und inspirierend auf mich. Als ich dann meine Arbeit als Beschäftigungstherapeutin aufnahm, erschien es mir ganz natürlich, die Fotografie als eine von vielen sinnvollen Tätigkeiten in meine Arbeit zu integrieren. Ich hatte folgenden Gedanken: Der fotografische Prozess war nicht nur ein beliebtes Freizeitvergnügen und Hobby, sondern auch eine Möglichkeit, Kontakt zu anderen aufzunehmen, Gleichgesinnte kennenzulernen und neue Beziehungen zu knüpfen. Wenn dies alles im Rahmen einer Gruppe stattfand, wären diese Beziehungen noch enger und hätten eine positivere Wirkung. Das Aufnehmen und Zeigen von Bildern schuf eine ganz neue Sprache, die nicht auf Worte angewiesen war. Die Gruppenteilnehmer hätten so die Möglichkeit, ihre Erfahrungen auszutauschen und zu verarbeiten. Mit Fotos ließen sich Hoffnungen und Erwartungen für die Zukunft konkret benennen und darstellen sowie lang gehegte Vorstellungen hinterfragen. Die Betrachtung der Welt durch eine Linse konnte den Gruppenteilnehmern helfen, Bekanntes neu zu sehen, eine andere Sicht auf Ereignisse zu gewinnen und so neue Erkenntnisse über sich und andere zu erlangen. Auf der Grundlage dieser neuen Erkenntnisse wäre es möglich, positive Veränderungen zu planen und herbeizuführen.

Im weiteren Verlauf meiner Karriere habe ich meine Kamera in vielen verschiedenen Settings eingesetzt. Bei meiner Arbeit in der Erwachsenenbildung habe ich den fotografischen Prozess in kurze Kurse eingebaut, die das Selbstvertrauen und Selbstwertgefühl der Teilnehmer stärken sollten. Darüber hinaus habe ich die digitale Fotografie in folgenden Bereichen genutzt: in Alphabetisierungskursen für Erwachsene, in der Gemeindearbeit mit Asylsuchenden, jungen Müttern und Eltern mit behinderten Kindern, im Rahmen meiner klinischen Arbeit mit Menschen mit Demenz und ihren Betreuern, in Gruppen für Menschen mit Depressionen, chronischen Krankheiten und Lernbehinderungen. In all diesen Fällen hat sie den Umgang mit körperlichen und emotionalen Schmerzen unterstützt. Ich war beeindruckt von der Vielseitigkeit des fotografischen Prozesses als Mittel, um sowohl über Veränderungen nachzudenken als auch diese herbeizuführen. Mir persönlich hat dieser Prozess zu neuen Erkenntnissen über meine Praxis verholfen, und im Rahmen der Supervision hat er sich als sehr hilfreich erwiesen.

Es war mein Anliegen, das Potenzial dieses Mediums Menschen zu vermitteln, die die Fotografie entweder bereits nutzen oder daran interessiert sind, sie zur Reflexion und Selbsterforschung einzusetzen. Mit den Übungen in diesem Buch habe ich selbst gearbeitet. Der Text ist zwar primär auf die Arbeit mit Gruppen zugeschnitten, aber alle Übungen lassen sich leicht abwandeln und für die Arbeit mit Einzelpersonen oder für persönliche Zwecke verwenden. Vielleicht lesen Sie das Buch, weil Sie es für Ihre Arbeit mit Gruppen oder für Ihre persönliche und professionelle Entwicklung einsetzen wollen. In beiden Fällen hoffe ich, dass es Ihnen Lust macht, die Ideen zu überprüfen, zu experimentieren, nach neuen Erkenntnissen zu suchen und das Potenzial dieser visuellen Sprache als Medium des Wandels und des Wachstums zu entdecken.

Einleitung

Wir leben in einer zunehmend visuellen Kultur. Tagtäglich überfluten uns Bilder am Fernsehen, in Büchern, Zeitschriften, Zeitungen, auf Werbeplakaten und im Internet. Sie erschließen uns die Welt und führen uns an Orte, die wir nicht einmal im Traum aufsuchen würden. Manchmal geben sie uns einen Einblick in andere Lebenswirklichkeiten, zeigen uns andere Lebensstile und bewirken, dass wir zufriedener oder unzufriedener mit dem sind, was wir haben. Sie machen es möglich, die Vergangenheit zu überdenken und die Gegenwart zu dokumentieren. Pink schreibt:

> *Bilder sind überall. Sie dominieren unsere wissenschaftliche Arbeit, unsern Alltag, unsere Gespräche und Träume. Sie sind eng verknüpft mit unserer Identität und Geschichte, unserem Lebensstil sowie unserer Kultur und Gesellschaft und mit unserer Wahrnehmung der Geschichte, des Weltalls und der Wahrheit.* (Pink 2001, S. 17)

Diese Bilder sind alles andere als neutral. Immer wenn wir einem Foto begegnen, geschieht etwas mit uns, bewusst oder unbewusst, während wir Stellung beziehen zu dem, was wir sehen und es im Kontext unser eigenen Erfahrungen und Erinnerungen bewerten. Die Bilder wirken auf uns ein, vielleicht identifizieren wir uns mit ihrem Inhalt oder konstruieren unsere Version der Geschichte, die sie erzählen, und wenden uns dann anderen Dingen zu. Aber das Foto hat auf körperlicher, mentaler oder emotionaler Ebene Spuren hinterlassen. Je nachdem, ob wir mit Zustimmung oder Ablehnung darauf reagieren, verändert es uns und unsere Ansicht über die Welt, und die Rolle, die wir darin spielen oder gespielt haben, ist eine etwas andere als vor der Begegnung mit dem Bild.

Wir sind auch ein Teil dieses visuellen Dialogs durch die Fotos, die wir aufnehmen und zu Hause aufhängen, am Arbeitsplatz auf unseren Schreibtisch stellen oder in unserer Geldbörse, Brieftasche oder auf unserem Handy mit uns herumtragen. Diese Bilder vermitteln wichtige Botschaften über unsere Werte und unsere Identität und verraten, was wir anderen über uns mitteilen und welches Gesicht wird der Welt präsentieren wollen. Unsere Bilder sind wertvoll, indem sie die Vergangenheit mit der Gegenwart verbinden und eine konkrete Manifestation unserer Existenz darstellen. Berman schreibt: «Wir wollen unsere Erinnerungen für immer bewahren: Allein der Besitz unserer Fotos gibt uns das Gefühl, alles unter Kontrolle zu haben.» (Berman 1993, S. 4).

Es gibt viele Möglichkeiten, unsere Erinnerungen zu bewahren. Mit der Erfindung der Digitalkamera sind Bilder leichter zu haben als jemals zuvor, und sie sind immer griffbereit. Wir können Bilder auf einen Computer überspielen, ihre Größe und ihr Format verändern und sie über das Internet einer stetig wachsenden Gemeinschaft zugänglich machen. Die Folge davon ist, dass das Fotografieren nicht mehr auf besondere Gelegenheiten beschränkt ist.

Angesichts der Vielschichtigkeit der Fotografie erscheint es nur natürlich, das Potenzial des fotografischen Prozesses auch therapeutisch nutzen zu wollen. Die Idee, die Fotografie zur Unterstützung der persönlichen Entwicklung einzusetzen, ist nicht neu. In Kanada und Amerika wurde unter der Bezeichnung «Fototherapie» von Weiser (1993) und Krauss (Krauss und Fryrear 1983) erstmals ein entsprechender Ansatz nach den Grundsätzen für Beratung und Psychotherapie entwickelt. Dabei wird der fotografische Prozess als Mittel eingesetzt, um die Vergangenheit zu überdenken, Zugang zum Unbewussten zu finden und eine Verbindung herzustellen zu «unbewussten und tief verschütteten Erinnerungen, Gedanken und Gefühlen, die [...] mit sprachlichen Mitteln allein nicht erreichbar wären» (Weiser 1999, S. xiii). Im Vereinigten Königreich standen Spence und Martin (1985) an der Spitze einer parallelen Entwicklung. Leser, die mehr über diesen Ansatz wissen möchten, finden am Ende des Buches eine Liste mit Informationen und weiterführender Literatur.

Die in diesem Buch beschriebenen Ideen basieren nicht auf einer psychotherapeutischen Tradition, die Spezialkenntnisse voraussetzt. Die Übungen sollen vielmehr den Selbstausdruck fördern, einen Ansatzpunkt für die Kommunikation bieten und helfen, Denkprozesse zu strukturieren sowie Veränderungen in die Wege zu leiten und zu dokumentieren. Sie stellen ein äußerst wirksames Hilfsmittel im Prozess der Selbsterforschung und Reflexion dar, der die persönliche Entwicklung unterstützt. Daher sind sie eine Bereicherung für die von Sozialarbeitern, Beschäftigungstherapeuten, psychiatrischen Pflegepersonen, Lehrern, Menschen, die mit Jugendlichen arbeiten, Aktivitätskoordinatoren und anderen Fachleuten im Bereich der helfenden Berufe verwendeten kreativen Tätigkeiten. Auch in speziellen Techniken ausgebildete Berater und Psychologen können sie für ihre Tiefenarbeit einsetzen.

Alle Übungen in diesem Buch setzen Empathie und die Fähigkeit voraus, aufmerksam zuzuhören und Fragen behutsam zu stellen. Es geht nicht darum, Menschen einzuschätzen oder sie in Situationen zu bringen, in denen sie sich nicht mehr wohl fühlen; es wird vielmehr darauf vertraut, dass die Ideen auf verschiedenen Ebenen wirken und der Begleiter die Übungen entsprechend seinen Fähigkeiten, seiner Selbsteinschätzung und seiner Kompetenz einsetzt.

In dem Buch geht es nicht um die technischen Seiten der Fotografie oder darum, wie man schöne Fotos macht. Wenn Sie es lesen, begeben Sie sich auf eine visuelle Selbstentdeckungsreise, die Sie mit den Menschen teilen können, mit denen Sie arbeiten. Dabei können Sie ihnen erklären, wie sie mithilfe ihrer Kamera die Welt anders betrachten, mehr über sich erfahren und die ersten Schritte in Richtung Veränderung unternehmen können.

Hinweise für die Arbeit mit dem Buch

> *Die Fotos waren im ästhetischen Sinn sicher nicht als schön zu bezeichnen. Das einzig Auffällige an den Bildern war lediglich ihre Alltäglichkeit. Ein Betrachter hätte sie wegen ihrer Nichtigkeit womöglich gar nicht wahrgenommen, aber wenn man Harry bei der Arbeit erlebt hatte, gesehen hatte, wie sehr er sich konzentrierte, die einfache Bedienungsanleitung für die Kamera immer wieder las, dann bekamen die Fotos einen völlig anderen Stellenwert und eine ganz neue Bedeutung. Jedes Detail auf den Bildern war bewusst geplant und durchdacht. Ich hatte jeden Moment gebannt verfolgt, und durch diesen Prozess hatten wir erkannt, worauf es uns beiden ankam. Die Farbfotos waren daher viel mehr als ein Endergebnis, ein Produkt, das von anderen bewundert werden sollte; sie waren vielmehr eine Verkörperung unserer Reise und der Beziehung, die sich im Laufe der Zeit zwischen uns entwickelt hatte.*
>
> *(Craig 2005, S. 3)*

Ich hoffe, Sie möchten dieses Buch lesen, weil die Idee bei Ihnen Anklang findet, mithilfe der Fotografie die Selbsterforschung und persönliche Entwicklung der Menschen zu fördern, mit denen Sie arbeiten. Sie können die Übungen entweder für Gruppen verwenden, die sich in einem therapeutischen Kontext ausschließlich mit Fotografie beschäftigen, oder bestimmte Übungen in laufende Sitzungen einbauen. Das Buch ist zwar auf den Einsatz der Fotografie in der Gruppenarbeit zugeschnitten, aber alle Übungen können leicht abgewandelt und für die Arbeit mit Einzelpersonen oder im persönlichen Bereich verwendet werden.

Der Text besteht aus zwei Teilen. Teil 1 skizziert die potenziellen Vorzüge des Ansatzes, stellt die Methoden vor und erläutert die benötigten Materialien und die praktischen Dinge, die bei der Einrichtung und Begleitung entsprechender Gruppen zu beachten sind. Thematisiert werden außerdem die ethischen Aspekte des fotografischen Prozesses und die Maßnahmen, die gewährleisten, dass die Teilnehmer geschützt werden. Teil 2 stellt verschiedene Themen und entsprechende Vorschläge für die Übungen vor. Geschichten, die zeigen, wie die Vorschläge praktisch umgesetzt werden, ziehen sich durch den gesamten Text.

Innerhalb der einzelnen Kapitel werden verschiedene Übungen für die Arbeit mit der Kamera vorgestellt. Auch hier wird kurz beschrieben, wie jede Übung eingesetzt werden kann. In einer Materialliste sind die Materialien aufgeführt, die neben der Kamera oder fotografischen Ausrüstung benötigt werden. Die Vorschläge werden in Form einer Einstimmung präsentiert, um das Denken zu fokussieren und die Gruppenteilnehmer für die Übung zu sensibilisieren. Anschließend werden die Übung und mögliche Diskussionsfragen genau beschrieben. In einigen Fällen sind kurze Geschichten von Gruppenteilnehmern eingefügt, die mit dem Medium gearbeitet haben.

Die Übungen in diesem Buch sind als Ausgangspunkte gedacht und können abgewandelt und erweitert werden. Dies ist notwendig, um die komplexen Bedürfnisse der Menschen, mit denen Sie arbeiten, berücksichtigen zu können. Für die Arbeit mit dem Buch ist es von entscheidender Bedeutung, dass Sie souverän mit den Übungen umgehen. Sie sind die Fachperson, und wenn Sie eine Gruppe begleiten oder mit Einzelpersonen arbeiten, haben Sie bestimmt eine Vorstellung davon, was geht und was nicht. Probieren Sie selbst die Übungen aus, sammeln Sie neue Erfahrungen, entwickeln Sie ein Gefühl dafür, unter welchen Bedingungen eine Übung nicht bedrohlich wirkt, und öffnen Sie sich für das Potenzial, das diese visuelle Sprache für die Entwicklung in sich birgt.

Teil 1

1 Welche Vorteile bietet die Fotografie?

Es gibt immer mehr Daten, die den Nutzen des Einsatzes der Fotografie und des Fotografierens in den Bereichen Selbsterforschung, Kommunikation, kreativer Ausdruck und persönliche Entwicklung bestätigen, und es spricht für die Flexibilität dieses Mediums, dass die anwendungsbezogene Forschung sich nicht nur auf die Bereiche Gesundheit, soziale Betreuung und Community Arts beschränkt, sondern auch die Arbeit mit Menschen aller Altersgruppen, von Kindern bis hin zu älteren Menschen, sowie die Arbeit mit Menschen mit sozialen und emotionalen Bedürfnissen und mit Demenz einbezieht. Es ist ein Medium, das sowohl Teenager (Wilson et al. 2007) als auch Menschen von 90 Jahren und älter (Wang et al. 2004) anspricht, was bedeutet, dass die Fotografie für generationsübergreifende Aktivitäten optimal geeignet ist.

> *Es macht Spaß. Man kann sich damit beschäftigen, wenn man Langeweile hat, und es ist eine gute Möglichkeit für mich, alles über Fotografie zu lernen und unserer Klassengemeinschaft zu helfen. (Mädchen, 5. Klasse)*
>
> *(Wilson et al. 2007, S. 259)*

> *Es war für mich seit sehr langer Zeit der beste Tag. (Ältere Person mit Demenz)*
>
> *(Mitchell 2005, S. 20)*

Daraus folgt, dass dieses Medium von Gruppen in unterschiedlichen Bereichen genutzt werden kann: Schulen, Colleges, Jugendgruppen, Kirchen sowie auf Gemeinde-Ebene, stationäre Pflege, stationäre und ambulante Krankenhäuser.

Ein Foto zu machen ist vergleichbar mit einer Reise: Das endgültige Bild ist eine Art Treffpunkt, der sowohl Ziel als auch Ausgangspunkt sein kann. Die Selbsterforschung kann zu jedem Zeitpunkt des Prozesses beginnen: am Anfang, wenn es darum geht, zu überlegen und zu entscheiden, was man fotografieren möchte (der Grund für die Entscheidung), während der Suche nach einem Objekt, bei der Auseinandersetzung mit dem Inhalt des Fotos, während man das Bild anderen zeigt oder die Situation und den Kontext erklärt, in dem es entstanden ist. Die Möglichkeiten sind damit noch nicht ausgeschöpft. Ein Foto kann dem Betrachter jedes Mal, wenn er es anschaut, neue Erkenntnisse vermitteln. Das ist so, weil der Inhalt des Bildes sich nicht verändert, wohl aber der Betrachter. Die Bedeutung des Fotos ist nichts Endgültiges oder Absolutes, sondern sie wird von der Erfahrung und den Sichtweisen der Betrachter geformt.

Dies gilt nicht nur für die Fotos, die wir selber machen. Auch die Bilder von anderen können einen solchen Treffpunkt darstellen, an dem dieser Prozess stattfindet. Wenn wir ein Foto betrachten, wollen wir uns automatisch einen Reim darauf machen können. Wir betrachten das Bild und versuchen, etwas über die Geschichte zu erfahren, die es erzählt, und die Bedeutung, die es vermittelt. Doch dabei betrachten wir das Bild durch den Filter unseres eigenen Lebens, aus unserem ganz einzigartigen, persönlichen Blickwinkel und überlagern es mit all unseren Erfahrungen, Befürchtungen, Hoffnungen und Wertvorstellungen. Darin besteht die Stärke des Fotos als Medium der Persönlichkeitsforschung.

Die Möglichkeiten der Fotografie sind breit gefächert, und viele Menschen könnten davon profitieren. Fotografieren ist weder auf eine bestimmte Gruppe beschränkt noch abhängig vom Alter und von gesundheitlichen Beeinträchtigungen, wie die Fotoausstellung «Beyond Sight» belegt, in der Künstler mit unterschiedlich ausgeprägten Sehbehinderungen ihre Arbeiten präsentiert haben. Für Menschen, die Schwierigkeiten haben, den Auslöser zu betätigen oder die Kamera zu halten, gibt es Lösungen: Stative, um die Auswirkungen eines Tremors zu minimieren, oder Auslöser, die Menschen mit Arthritis den Umgang mit der Kamera erleichtern. Die Suche nach Mitteln und Wegen, das Vorgehen zu erleichtern und die Übung anzupassen, erfordert Fantasie und Kreativität, aber es ist möglich, und der mögliche Nutzen ist weitreichend.

Sie müssen zwar kein Fotoexperte sein oder besondere technische Fähigkeiten besitzen, um Gruppen zu begleiten, die sich mit dem Fotografieren beschäftigen, aber Sie sollten die Möglichkeiten dieses Mediums genau kennen, um die beschriebenen Übungen angemessen präsentieren und das Beste aus ihnen herausholen zu können. Dann können Sie den Bedürfnissen der Menschen, mit denen Sie arbeiten, gerecht werden und echte, dauerhafte Veränderungen in die Wege leiten.

Die Fotografie ist ein sehr leicht zugängliches Medium. Die meisten Menschen haben irgendwann schon einmal Fotos gemacht und werden Zugang zu einer Kamera haben. Bereits im Jahre 1990 hat die Kodacolour-Gold-Studie festgestellt, dass 80 % aller Haushalte im Vereinigten Königreich über eine Kamera verfügten. Der Wolfman-Report kam zu dem Schluss, dass in den USA im Jahre 1993 allein 17,2 Milliarden Fotos gemacht wurden, fast viermal mehr als 1967 (Cronin 1998, S. 69–70). Da der Zugang zu digitalen Medien für immer mehr Menschen möglich und erschwinglich ist, dürfte diese Zahl heute deutlich höher liegen und sogar noch weiter ansteigen, denn für die junge Generation ist die Aufzeichnung alltäglicher Ereignisse mit dem Handy und die Verbreitung von Videos via YouTube und andere soziale Netzwerke etwas völlig Normales.

Aufgrund der Vertrautheit mit diesem Medium ist für viele Menschen das Fotografieren vermutlich weniger bedrohlich als andere kreative Übungen, wie etwa ein Bild zu malen oder ein Instrument zu spielen, Tätigkeiten, die sie scheinbar weniger gut beherrschen und deren Ergebnisse sie weniger zuversichtlich präsentieren, besonders wenn sie an formalen und ästhetischen «Standards» gemessen werden. Die Menschen in den Gruppen, die ich geleitet habe, wissen denn auch zu berichten, dass ihre künstlerischen Aktivitäten in der Schule mit «gut» oder «schlecht» bewertet wurden und dass es vor allem diese Bewertung war, die sie von der Beschäftigung mit derlei Aktivitäten abgehalten hat.

Interessanterweise war in diesen Gruppen die Fotografie nicht von solchen Erinnerungen belastet. Ein nicht gelungenes Foto ist offenbar mit weniger negativen Emotionen verbunden. Dies hat verschiedene Gründe. Im Zeitalter der digitalen Fotografie können Bilder, die den Teilnehmern nicht gefallen, relativ einfach gelöscht werden. Das Malen eines Bildes erfordert Zeit und Gefühl. Die Elemente einer fotografischen Komposition zusammenzustellen, erfordert zwar Zeit, aber die Aufnahme des Bildes an sich kostet so gut wie keine Zeit, und wem das Ergebnis nicht gefällt, der hat nicht das Gefühl, viel Zeit «verschwendet» zu haben.

Aus dem gleichen Grund verträgt sich die Fotografie ganz gut mit anderen Kunstformen; sie lässt sich daher mit Malen, Dichten, Schreiben und dem Theaterspiel kombinieren und bietet dem Einzelnen die Chance, sich in künstlerischen Tätigkeiten zu versuchen. Die Freiheit, die das Fotografieren gewährt, die Wahlmöglichkeiten des Sujets und die unendlich vielen Arten, ein Bild zu betrachten, machen die Fotografie zu einem idealen Medium, das hilft, Kreativität sowie Selbstvertrauen im Umgang mit kreativen Medien zu entwickeln. Ein Kapitel des Buches soll zeigen, wie der fotografische Prozess andere Kunstformen ergänzen und den Zugang zur Fantasie eröffnen kann.

Menschen, für die die praktische Beschäftigung mit kreativen Tätigkeiten zu schwierig ist, erscheint der Gedanke, Fotos zu machen, unmöglich. Aber bloß weil ihnen der Umgang mit der Kamera oder das Fotografieren zu schwierig erscheint, müssen sie nicht von der Teilnahme an der Gruppe ausgeschlossen werden. Sie können stattdessen Anweisungen während des Prozesses geben und anderen sagen, welcher Teil der Landschaft fotografiert oder wie das Bild arrangiert werden soll. Ein viereckiges Stück Karton mit einem Loch, das als Sucher fungiert, kann dabei helfen. Aber es ist auch genauso reizvoll und aufschlussreich, wenn sie Bilder aus Büchern, Zeitungen und Zeitschriften auswählen anstatt sie selber aufzunehmen.

Das Entscheidende sowohl bei diesen beiden Übungen als auch im direkten Umgang mit der Kamera ist das Gefühl, alles unter Kontrolle zu haben. Menschen, die Anleitungen für das Fotografieren geben oder selbst fotografieren, haben eine interne Kontrollüberzeugung (engl.: *locus of control*). Sie entscheiden, welche Gegenstände, Ansichten oder Menschen sie fotografieren, welche Bilder sie verwerfen und ob sie ihre Bilder kommentieren oder nicht. Für Menschen, die im Allgemeinen nicht das Gefühl haben, sie hätten die Dinge unter Kontrolle, ist dies ein guter Ansatz. Kontrolle über die Dinge zu haben, stärkt das Gefühl der Selbstwirksamkeit und unterstützt die Entscheidungskompetenz, so dass sich das neu gewonnene Selbstvertrauen mit der Zeit auch auf andere Lebensbereiche überträgt. Die Literatur enthält eine Fülle von Beispielen, die zeigen, wie dies stattfindet und wie dieser Prozess unterstützt werden kann. Frith und Harcourt (2007) bestätigen diesen Zusammenhang in ihrem Bericht über ihre Arbeit mit Frauen, die wegen Brustkrebs behandelt wurden:

> *Die Frauen hatten in dieser Zeit das Gefühl, keine Kontrolle über ihre äußere Erscheinung, ihre Privatsphäre und ihren Tagesablauf zu haben. Deshalb erschien es uns wichtig, den Frauen die Entscheidung zu überlassen, welche Bilder und wie viele sie zu welchem Zeitpunkt machen wollten.*
> *(Frith und Harcourt 2007, S. 1346)*

Dazu tragen sowohl die unterschiedlichen Ebenen bei, auf denen die Fotografie sich auswirkt, als auch ihre Flexibilität; denn jeder Einzelne kann für sich selbst entscheiden, wie sehr er sich auf den Prozess einlassen will. Die Fotografie kann beispielsweise eine vergnügliche oder gesellige Tätigkeit, aber auch sehr introspektiv und besinnlich sein. Sie eignet sich für die Arbeit mit Gruppen und für die Interaktion mit Einzelpersonen. Sie ist unabhängig von der Jahreszeit und braucht weder einen besonderen Raum noch eine bestimmte Umgebung, das heißt sie kann in fast jeder Umgebung sowohl drinnen als auch im Freien stattfinden. Zu diesem Zweck bietet sie eine Fülle von Möglichkeiten und kann praktisch überall auf die Bedürfnisse der Gruppenteilnehmer abgestimmt werden; diese können entscheiden, auf welcher Ebene und wie sehr sie sich auf den Prozess einlassen wollen.

Ein weiterer Vorteil der Fotografie als Mittel der Selbsterforschung besteht darin, dass sie sowohl Prozess als auch Produkt ist. Was den Prozess betrifft, kann jeder selbst entscheiden, wie viel Zeit und Arbeit er in eine Aufgabe investiert, weshalb die Fotografie ein ideales Medium für Menschen ist, die Konzentrationsschwierigkeiten haben oder Probleme, Informationen abzurufen und in eine Reihenfolge zu bringen. Claire Smith, die an einer erworbenen Hirnverletzung leidet, bringt es auf den Punkt:

> *Es ist schön, eine Aufgabe zu haben, die so konkret ist, dass sie einen Anfang, eine Mitte und ein Ende hat. Am Schluss kann man etwas Sichtbares vorweisen, was für mich sehr schön ist, weil mein Leben schwer fassbar ist; es gibt meistens kein Endergebnis.* *(Smith 2007, S. 299)*

Aus dem Zitat von Smith geht hervor, wie wichtig ein greifbares Endprodukt ist. Die Bedeutung des Endproduktes ist in der Tat nicht zu unterschätzen. Es dient als

Dokumentation der Teilnahme, als Erinnerung an die Anwesenheit einer Person, es kann für ein Ziel oder eine Leistung stehen, ein Geschenk für die Familie oder Freunde sein, es kann ausgestellt oder weggeschlossen werden und nur für den, der es geschaffen hat, aufbewahrt werden. Im Rahmen meiner Arbeit habe ich erlebt, wie es Klienten gelungen ist, mithilfe der Fotografie ihr Selbstwertgefühl zu steigern, ein neues Hobby oder Betätigungsfeld zu entwickeln, und in einem Fall hat ein Klient sogar seinen Beruf gewechselt und eine neue Rolle übernommen. Einige Menschen dokumentieren mit den Fotos Veränderungen: Sie halten die einzelnen Schritte auf dem Weg zur Verwirklichung ihrer Ziele fest, um kleine, kaum wahrnehmbare Veränderungen des äußeren Erscheinungsbildes, der Gefühlslage oder des Verhaltens zu zeigen, die sonst nicht aufgefallen wären, für das Selbstvertrauen und die Motivation jedoch enorm wichtig sind. Frith und Harcourt schreiben:

> *Das Gesamtbild, das sich aus den kleinen, fotografisch dokumentierten Veränderungen zusammensetzt, kann Veränderungen des äußeren Erscheinungsbildes offenbaren, die bisher nicht wahrgenommen wurden.*
>
> *(Frith und Harcourt 2007, S. 1345)*

Fotografieren kann aber auch tiefere Prozesse und Probleme sichtbar machen, innere Konflikte und Pläne, die einem fremden Betrachten nicht auffallen, aber der Person, die die Fotos aufgenommen hat, zeigen, wie viel der zu bewältigenden Herausforderungen sie bereits erfolgreich hinter sich gebracht hat. Lemon (2007) schreibt dazu:

> *Ein Lehrer kann aus einer visuellen Geschichte innere Konflikte oder Selbstenthüllungen ablesen [...], und dennoch lässt sich eine visuelle Metapher finden, die Aspekte persönlicher Weiterentwicklung (Johnson, 2001) offenbart.*
>
> *(Lemon 2007, S. 183)*

Entscheidend ist hier die Zeit, die zwischen der Entstehung des Fotos und seiner Betrachtung liegt, mit anderen Worten: Fotos, die in der Vergangenheit gemacht wurden, können «aus der Perspektive der Gegenwart betrachtet werden» (Frith und Harcourt, 2007). Damit eröffnen sich viele interessante Möglichkeiten, da die Bedeutung eines Bildes nicht festgelegt ist, und das Foto bietet ein Medium, das Menschen in die Lage versetzt, über Dinge zu sprechen, die sie aktuell bewegen, über Veränderungen der Wahrnehmung, über Dinge, die sie erreicht haben, und Veränderungen, die sie herbeigeführt haben oder herbeiführen wollen. Ein Foto hat außerdem den Vorteil, dass der Betrachter eine Situationen aus der Distanz anschauen und sich mit den damaligen Geschehnissen auseinanderzusetzen kann, was ihm die Chance bietet, aus diesen Erfahrungen zu lernen. Weil die damit verbundenen Gefühle nicht so unmittelbar und heftig sind, fällt die Auseinandersetzung mit den Geschehnissen leichter. Wenn die Bilder anderen oder in einer

Gruppe oder in einer positiven unterstützenden Beziehung gezeigt werden, ist eine Auseinandersetzung möglich, die die Wahrnehmung verändern kann, was zu neuen Erkenntnissen, Ansichten und mehr Selbsterkenntnis führt. Bei den Übungen in diesem Buch geht es nicht um tiefgründige Analysen oder Interpretationen, sondern um die gemeinsame Auseinandersetzung und Problemlösung.

Für Menschen, die Kommunikationsprobleme haben, können Bilder eine neue Sprache, ein neues Kommunikationsmittel sein. Berman (1993) erläutert:

> *Es gibt Auffassungen, Gefühle oder visuelle Erfahrungen, die sich mit sprachlichen Mitteln schwer ausdrücken lassen. Dann können Fotos sprachliche Mittel unterstützen oder ersetzen.* (Berman 1993, S. 9)

In solchen Fällen haben Fotos oft eine symbolische Sprache, in der das Bild-Sujet nicht wörtlich zu verstehen ist, sondern als Metapher, die für etwas Bestimmtes steht. Auch dies schafft eine Distanz zu dem Dargestellten und bietet die Möglichkeit, in Verbindung zu treten mit schwierigen Gefühlen und Emotionen und sie zu artikulieren. Gleichzeitig können neue Erkenntnisse gewonnen werden, wie der folgende reflektierende Text von Gloria (Name geändert) belegt:

> *Ich wollte eigentlich darüber sprechen, wie hässlich und unattraktiv ich mich fand. Ich alterte schnell und fühlte mich in meinem Körper nicht mehr wohl. Mein Äußeres hatte keine Ähnlichkeit mit meinem wahren inneren Selbst. Das Problem war nur, dass ich mich schämte. Als der Lehrer vorschlug, ein Bild für das Thema zu finden, über das wir sprechen wollten, wählte ich daher den ältesten, knorrigsten und am meisten verformten Baum im Park aus. Ich begann, seine zerklüftete Rinde zu fotografieren, klick, klick, klick …*
>
> *Doch während ich fotografierte, fiel mir auf, wie stark der Stamm war. Er war riesig. Niemand würde es so schnell schaffen, diese Schönheit aus dem Weg zu räumen. Klick, klick, klick. Ich wollte die Wurzeln fotografieren, um zu zeigen, wie festgefahren und angebunden ich mich fühlte, doch als ich näher kam, um die Kamera scharfzustellen, bemerkte ich, dass an einigen Ästen des Baumes am unteren Teil des Baumes noch Blätter wuchsen. So alt er auch war, er konnte immer noch neue Triebe hervorbringen. Die Wurzeln reichten tief ins Erdreich. Sie waren ziemlich überwuchert, doch als ich sie fotografierte, erinnerten sie mich an Venen, die aus verborgenen Quellen Lebenssaft in den großen Stamm pumpten. Das erinnerte mich an mich. Ich sorgte dafür, dass alle zu essen und zu trinken hatten, und musste mich dabei so strecken, dass ich das Gefühl hatte, zu zerbrechen. Plötzlich kam mir in den Sinn, dass es gerade dieses Strecken war, das diesem riesigen Baum Stabilität verlieh. Zum ersten Mal seit langer Zeit fühlte ich so etwas wie Frieden.*
>
> *Eine Woche später ging ich mit meinen Fotos wieder in die Gruppe und erzählte allen von meiner Entdeckung. Ich war sehr bewegt, als jemand mich fragte,*

> *ob mir klar sei, dass es bei dem Motiv, das ich eigentlich wegen seines Alters ausgewählt hatte, in Wirklichkeit um das Thema Stärke ging. Ich habe das Bild aufgehoben und betrachte es, wenn ich mal wieder Schmerzen im Rücken spüre oder mein Rheuma sich bemerkbar macht. Es macht mit unendlich stolz.*

Ich habe dieses Beispiel ausgewählt, weil es deutlich macht, dass eine Übung zu neuen und sehr aufschlussreichen Erkenntnissen führen kann. In manchen Fällen reichen Bilder völlig aus, und es bedarf keiner Worte. Gillies (zitiert in Frith und Harcourt 2007) schreibt:

> *Manche Emotionen, Gedanken, Gefühle und Erfahrungen lassen sich mit einem Bild leichter und differenzierter ausdrücken als mit sprachlichen Mitteln.*
> *(Gillies, zitiert in Frith und Harcourt 2007, S. 1342)*

Was der Prozess des Fotografierens zu leisten vermag, zeigt das Beispiel von James McKillop (2003), der Demenz hat. In seinem Buch *Opening Shutters – Opening Minds* setzt er diese wortlose und emotionale Sprache der Fotografie gezielt ein, um starke Gefühle zum Ausdruck zu bringen. Ein dunkler Himmel, ein sonniger Strand und eine eindrucksvolle Landschaft sind Metaphern, die für Emotionen stehen, die der Autor mit Worten nicht mehr vermitteln kann.

Kommunikation ist wesentlich, wenn es darum geht, bestehende Beziehungen aufrechtzuerhalten und neue aufzubauen. Die Fotografie bietet die Möglichkeit, «hinter die Fassade zu blicken» und herauszufinden, wer ein Mensch wirklich ist, was ihm wichtig ist und weshalb er sich auf eine bestimmte Art und Weise verhält; Fotografieren ist geeignet, um Beziehungen zu knüpfen und weiterzuentwickeln. Berman (2003) stellt fest:

> *In der Therapie dienen Fotos auch als Brücken, die zwei Individuen und ihre Welt miteinander verbinden. Sie schaffen eine Verbindung zwischen ihnen, überbrücken den Raum zwischen ihnen, einen Raum, der vielleicht voller kreativer Möglichkeiten ist.* *(Berman 2003, S. 65)*

Die Brücke entsteht aus einer Reihe von Prozessen. So kann beispielsweise die Beschäftigung mit Bildern dazu führen, dass Kontakte zwischen den Gruppenmitgliedern entstehen oder gefestigt werden und dass sie ein gemeinsames Verständnis dafür entwickeln, wer die anderen sind. Sie kann zu ganz einfachen Dingen führen, nämlich dass die Gruppenteilnehmer neue Interessen oder Hobbys entdecken, die sie gerne weiterverfolgen möchten. Kontakte können auch über gemeinsame Probleme oder Herausforderungen entstehen. Aus welchem Grund auch immer, der Prozess des Fotografierens kann eine solide Grundlage schaffen, die es ermöglicht, Beziehungen aufzubauen, die Isolation zu überwinden und den Umgang mit zukünftigen Beziehungen positiv zu beeinflussen.

2 Welche Möglichkeiten bietet die Fotografie?

2.1 Die Fotografie fördert die Kommunikation

Die Fotografie bietet eine Sprache, die geeignet ist für Menschen mit Kommunikationsdefiziten, die von körperlichen oder kognitiven Beeinträchtigungen herrühren oder die Folge emotionaler Probleme sind, die es ihnen unmöglich machen, ihre Gefühle in Worte zu fassen. In solchen Fällen kann die verbale Kommunikation verschiedentlich durch Bilder ersetzt werden, die eine visuelle Sprache und damit eine Möglichkeit bieten, Emotionen zum Ausdruck zu bringen. Bilder können Metaphern sein, die diesen Menschen helfen, sich über das Bild auszudrücken oder ihre Äußerungen in eine Reihenfolge zu bringen und zu strukturieren und so den Rahmen und den Schwerpunkt der Kommunikation abzustecken. Innerhalb dieses Rahmens kann die Person wählen, ob sie über den Inhalt des Fotos oder über die Situation, in der es aufgenommen wurde, über die Geschichte hinter dem Bild oder über seine Bedeutung sprechen möchte.

2.2 Die Fotografie kann eine Erinnerungshilfe sein

Die Fotografie und der Prozess des Fotografierens werden oft bei Menschen mit Gedächtnisproblemen eingesetzt, um ihr Erinnerungsvermögen zu unterstützen. Die Bilder können Erinnerungen auslösen, der Person helfen, sie «einem visuellen Kontext» zuzuordnen (Berman 1993, S. 146) und so die Konstruktion und Rekonstruktion von Geschichten ermöglichen (Lemon 2007, S. 179). Die so angewandte Fotografie wird deshalb häufig bei Menschen mit Demenz eingesetzt, um ihnen zu helfen, sich an Vergangenes zu erinnern, Gespräche zu moderieren, Beziehungen aufzubauen und ihr Selbstbild zu verbessern. Berman verweist auch auf die Bedeutung dieses Mediums für Menschen mit Amnesie. Ihnen können «die Fotos helfen, ihr verloren gegangenes Selbstgefühl zurückzugewinnen. Menschen, bei denen die Vergangenheit komplett ausgelöscht ist, zeigen die Bilder ihr eigenes Leben und fördern die Entwicklung eines Selbstbildes». (Berman 1993, S. 148).

2.3 Die Fotografie stärkt das Selbstwertgefühl

> *Wir sind dabei, die letzten Spuren der Ausstellung zu beseitigen. Sie war ein großer Erfolg. Es war die erste Ausstellung dieser Art in dem Krankenhaus, bei der die Patienten ihre Bilder und Gedichte präsentieren konnten. Während ich die Sachen ordentlich in die Kiste räume, sehe ich, dass einige Leute von der Station gekommen sind, um zu sehen, ob sie helfen können. Ich muss lächeln, als ich höre, wie Pat, eine von ihnen, voller Stolz ihren Vater einem Freund vorstellt mit den Worten: «Das ist mein Vater, er ist Fotograf und Künstler.»* *(Craig 2005, S. 11)*

Der Prozess des Fotografierens kann enorm motivierend sein. Ebenso wie andere kreative Aktivitäten das Gefühl vermitteln können, etwas geleistet zu haben, ist auch die Fotografie in der Lage, das Selbstvertrauen und das Selbstwertgefühl zu stärken. Dies kann auf verschiedenen Ebenen geschehen. So kann das Gefühl, eine Leistung vollbracht zu haben, mit der Qualität des abschließenden Bildes zusammenhängen oder mit der Freude darüber, etwas Neues gelernt zu haben. Wie bereits erwähnt, erfordert das Fotografieren an sich keine komplexen technischen Kenntnisse wie etwa das Malen eines Bildes oder das Spielen eines Instruments. Deshalb ist Fotografieren optimal geeignet für Menschen, denen bei der Arbeit mit künstlerischen Medien das Vertrauen fehlt.

Das gesteigerte Selbstwertgefühl kann also von der Beherrschung der Technik herrühren oder von der Auseinandersetzung mit einem Thema, das die Möglichkeit bietet, frühere Leistungen oder aktuelle Erfolge darzustellen. Dies ist ein Anlass, die bereits erreichten Teilschritte eines angestrebten Ziels zu würdigen. Eine Reihe von Übungen, die sich diesem Aspekt des Fotografierens widmen, sind in Teil 2 dieses Buches dargestellt.

2.4 Die Fotografie stiftet Zusammenhalt und fördert den Aufbau positiver Beziehungen

Wer Fotos zeigt und erläutert, offenbart, was für ein Mensch er ist und was ihm wichtig ist, und er bezieht andere ein. Berman beschreibt diesen Prozess im Rahmen der therapeutischen Beziehung so:

> *Das gemeinsame Betrachten von Fotos ist sehr hilfreich für den Aufbau der Beziehung. Es erleichtert den Gesprächseinstieg, weil es dem Therapeuten die Welt des Patienten und seine Geschichte erschließt.* (Berman 1993, S. 58)

In einer Gruppe sind solche Beziehungen noch intensiver, weil die Teilnehmer viel voneinander erfahren, wenn sie die Fotos, die sie aufgenommen haben, gemeinsam betrachten und erläutern. Die Bilder können Einblick in die verschiedenen Facetten ihrer Persönlichkeit geben, das Gemeinschaftsgefühl stärken und Kontakt zwischen den Gruppenmitgliedern herstellen, das heißt sie bieten die Möglichkeit, in einer von Reziprozität, gegenseitigem Vertrauen und Verständnis geprägten Atmosphäre eine gemeinsame Reise zu dokumentieren.

Außerhalb der Gruppe kann die Fotografie genutzt werden, um Kontakt zu Freunden und zur Familie aufzunehmen oder wiederherzustellen, denn sie unterstützt gemeinsame Tätigkeiten und bietet einen Treffpunkt, wo neue Bilder und Erinnerungen (wieder-) hergestellt werden können.

2.5 Die Fotografie als Mittel, um wichtige Informationen mitzuteilen

Der Inhalt eines Bildes vermittelt einen Eindruck davon, was der Fotograf als wichtig erachtet, es verrät vielleicht seine Vorlieben und Abneigungen, welche Menschen ihm wichtig sind und welche Orte er schätzt. Auch Fotoalben verraten viel, obwohl die darin enthaltenen Aufnahmen ein eher «idealisiertes» Bild präsentieren. Wenn es jedoch darum geht herauszufinden, was im «Hier und Jetzt» wichtig ist, stattet man Menschen am besten mit einer Kamera aus, schickt sie auf die Suche nach Bildern, die eine Bedeutung für sie haben, und überlässt ihnen die vollständige Kontrolle über den Prozess.

Dies kann sehr aufschlussreich sein, denn es führt weg von den «idealisierten» Bildern in den Alben und gibt den Menschen die Möglichkeit, die wahre Geschichte zu erzählen und die negativen wie die positiven Seiten wahrzunehmen und zu zeigen. Dies war auch der Schwerpunkt meiner Arbeit mit Pflegeheimbewohnern, die nur sehr eingeschränkt verbal kommunizieren konnten. Ziel meiner Arbeit war es, ein Buch oder Fotokollagen über ihre «Vorlieben» herzustellen, damit die Betreuer und andere Mitarbeiter wissen, was sie mögen und was nicht. Doch dieser Ansatz eignet sich nicht nur für Menschen in Pflegeheimen. Die Arbeiten von Percy (1995), die mit obdachlosen Kindern gearbeitet hat, und Ramport und Kollegen (Ramport et al. 2007), die mit Geschwistern von Kindern mit Down-Syndrom fotografiert haben, sind zwei eindrückliche Beispiele dafür, was alles erreicht werden kann, wenn Menschen mithilfe dieses Prozesses die Gelegenheit geboten wird auszudrücken, was ihnen wichtig ist.

2.6 Die Fotografie unterstützt den Veränderungsprozess

Bilder können Veränderungen gleichzeitig widerspiegeln und in Gang setzen. Sie setzen den Prozess in Gang, indem sie Ziele bestimmen und die Möglichkeit bieten, das, was die Person oder Gruppe zu erreichen versucht, konkret darzustellen. Auch Teilziele können abgebildet und die noch zu bewältigenden Einzelschritte so sichtbar gemacht werden. Dies erleichtert die Planung und dokumentiert die erzielten Erfolge. Wie bereits erwähnt, hält der Prozess des Fotografierens Veränderungen fest und fördert die Motivation, indem er die zurückgelegte Wegstrecke zeigt.

Die Fotografie ist somit optimal geeignet für Menschen, die ihr Leben positiv verändern wollen. Die Ergebnisse sind nicht nur bei Einzelpersonen überzeugend, sondern auch in Gruppen, wie die Arbeit von Wilson und Kollegen (Wilson et al. 2007) belegt. Ihre Arbeit mit jungen Leuten in einem «after-school club» ist ein Beispiel für die Entwicklungen, die möglich sind, wenn die Fotografie als Katalysator für soziale Veränderungen genutzt wird.

2.7 Die Fotografie kann zu einem Hobby oder zu einem Interesse werden

Die Fotografie ist jedoch weit mehr als eine Gruppenintervention. Sie kann die Kontaktaufnahme zu anderen Menschen erleichtern und für Gruppenteilnehmer zu einem wertvollen Interessengebiet oder einer Freizeitbeschäftigung werden. Wird die Fotografie gezielt als Gruppenintervention oder im Rahmen eines Programms eingesetzt, entfaltet sie auch nach Abschluss der Gruppenaktivität noch ihren Nutzen, insofern als sie Menschen, deren Hobby oder Freizeitbeschäftigung die Fotografie ist, veranlasst, Kontakt zu anderen lokalen Gruppen aufzunehmen, von wo aus sie ihr soziales Netzwerk weiter ausbauen und ihre kreative Reise fortsetzen können.

2.8 Reflexion und professionelle Entwicklung

Lemon (2007) schreibt:

> *Die Kamera kann zur Überprüfung der eigenen Praxis genutzt werden […] indem sie die Selbsterkenntnis und die Selbstkontrolle und die reflektierte und reflexive Praxis fördert.* (Lemon 2007, S. 183)

Die Fotografie bietet die Möglichkeit, eine Situation von außen zu betrachten und zusätzliche Erkenntnisse zu gewinnen, die sonst kaum möglich wären. So kann sie die Reflexion und die reflektierte Praxis, die Voraussetzung für die professionelle Entwicklung ist, optimal fördern. Das Ausmaß der Auseinandersetzung mit diesem Medium und die Vielschichtigkeit des Fotografierens führen zu Erkenntnissen, die viele traditionelle Reflexionsmodelle nicht zulassen Das Aussuchen und Auswählen von Bildern ist ein kreativer Prozess, der es ermöglicht, Situationen aus unterschiedlichen Blickwinkeln zu betrachten, Reflexionen in Gang zu setzen, Handlungspläne zu unterstützen, alternative Lösungen zu prüfen und verschiedene Reaktions- und Verhaltensweisen in einer bestimmten Situation auszuprobieren. Lemon beschreibt dies so:

> *Fotos helfen uns, immer wieder die gleichen Dinge zu überprüfen (Spence 1986, Bach 2001). Jedes Mal, wenn wir ein Foto betrachten, haben wir die Möglichkeit, es mit erfahreneren Augen anzuschauen, uns selbst anders wahrzunehmen und so zu lernen und uns weiterzuentwickeln.*
>
> *(Lemon 2007, S. 183)*

3 Eine Gruppe ins Leben rufen und moderieren

3.1 Welche Voraussetzungen muss ein Moderator erfüllen?

Nachdem die vielfältigen Möglichkeiten der Fotografie für die Selbsterforschung und Weiterentwicklung beschrieben worden sind, soll an dieser Stelle kurz dargestellt werden, welche Voraussetzungen der Moderator erfüllen sollte, um diesen Nutzen zu ermöglichen. Wie bereits erwähnt, geht es in diesem Buch nicht darum, wie man schöne Fotos macht. Folglich muss der Moderator auch nicht in erster Linie eine Fachperson der Fotografie sein. Dies wäre für den Prozess sogar eher von Nachteil, weil ein Fotograf oder eine Fotografin versucht wäre, die technischen Aspekte des Endprodukts stärker in den Vordergrund zu stellen als den schöpferischen Prozess des Fotografierens, was sich sowohl auf Einzelpersonen als auch Gruppenteilnehmer äußerst hemmend auswirken würde. Was ein Moderator jedoch unbedingt braucht, ist die Fähigkeit, eine positive Atmosphäre zu schaffen und aufrechtzuerhalten, in der Einzelpersonen und Gruppenteilnehmer sich optimal entfalten können.

Kreativität entfaltet sich am besten in einer Atmosphäre, die von Vertrauen und von bedingungsloser positiver Wertschätzung (engl.: *unconditional positive regard*) geprägt ist. Der Moderator ist ein Berater und Helfer, der die Menschen, mit denen er arbeitet, in die Lage versetzt, das Fotografieren zur Selbsterforschung und Herbeiführung von Veränderungen zu nutzen, und der dafür sorgt, dass alle sich dabei gut aufgehoben fühlen. Niemand darf zu irgendeinem Zeitpunkt allein mit den unverarbeiteten Emotionen, die dieser Prozess auslöst, allein gelassen werden. Die Aufgabe des Moderators besteht nicht darin zu «interpretieren», Zwang auszuüben oder zu schmeicheln, sondern eine Atmosphäre zu schaffen, in der Menschen die Fotografie nutzen können, um zu neuen Einsichten zu gelangen.

Wenn der Moderator mit einer Gruppe arbeitet, muss er einerseits dafür sorgen, dass sich die Gruppenmitglieder wohlfühlen, Informationen vermitteln und bei Diskussionen sicherstellen, dass alle angehört werden. Andererseits muss er darauf achten, dass die Kontrollüberzeugung innerhalb der Gruppe liegt, in der die Gruppenmitglieder ihr eigenes Fachwissen einbringen können. Der Moderator sollte also die Teilnehmer animieren, ihre Fähigkeiten zu nutzen und die der anderen anzuerkennen. Die Techniken Reflexion und einfühlsame Befragung können nützlich sein, um die Erkenntnis und Selbstwahrnehmung zu fördern, die bei diesem Ansatz unabdingbar für Veränderungen sind.

3.2 Am Anfang

Nachdem der Moderator die Teilnehmer über die Möglichkeiten der Fotografie bei der Selbsterforschung informiert hat, muss er ganz praktisch entscheiden, wie er die Teilnehmer befähigen will, diese Möglichkeiten für sich zu nutzen.

Wie bereits in der Einleitung betont wurde, können die in diesem Buch beschriebenen Übungen abgewandelt und so an die Bedürfnisse von Einzelpersonen und Gruppen angepasst werden, auch wenn im Text die Arbeit mit Gruppen sowie die Möglichkeiten der Fotografie zur kollektiven Problemlösung und Entscheidungsfindung den Schwerpunkt bilden.

Diese Schwerpunktsetzung ist absolut gerechtfertigt angesichts der Tatsache, dass für Menschen, die sich auf eine Selbstentdeckungsreise begeben, um sich besser kennenzulernen, Gruppen der ideale Ort sind, weil sie die Möglichkeit bieten, Dinge aus unterschiedlichen Blickwinkeln zu betrachten. Yalom (1975) verweist auf die stärkende und heilende Funktion von Gruppen und hebt die Vorteile der Gruppenkohäsion hervor, wenn es darum geht, Hoffnung zu vermitteln und die Selbstwahrnehmung zu fördern. Das gemeinsame Betrachten von Bildern in der schützenden Atmosphäre der Gruppe kann die Gruppenteilnehmer aufwerten, die Identifikation mit den Erfahrungen anderer ermöglichen und so aus der Isolation führen. Gruppen bieten außerdem die Möglichkeit, Beziehungen aufzubauen, den Umgang mit Konflikten zu lernen, Gefühle auszudrücken und Spaß zu haben. Die Gruppenteilnehmer übernehmen zu unterschiedlichen Zeitpunkten verschiedene Rollen: als Vertraute, kritische Begleiter, Zuhörer, Problemlöser, Tröster, Helfer und Freunde. Im Laufe der Zeit entwickeln sich im Zuge dieses Prozesses Selbstvertrauen und Selbstwertgefühl. Der große Vorteil einer Gruppenintervention, in deren Mittelpunkt das Fotografieren steht, besteht darin, dass sie auf die kollektiven Fähigkeiten und Erfahrungen zurückgreift. In gut funktionierenden Gruppen lernen die Mitglieder, dass Geben und Nehmen sich die Waage halten. Dies wiederum verbessert ihre Selbstwirksamkeit und verhindert eine zu starke Abhängigkeit von anderen.

Stellt der Moderator jedoch fest, dass individuelle Bedürfnisse einzelner Gruppenmitglieder nicht ausreichend berücksichtigt werden, kann er sich für einen kombinierten Ansatz entscheiden und neben der regelmäßigen Gruppenarbeit gezielt zusätzliche Einzelsitzungen anbieten. Auf diese Weise können die Gruppenteilnehmer sich mit dem Gruppenprozess auseinandersetzen und Probleme benennen, an denen weitergearbeitet werden soll; so kann auch auf spezielle Bedürfnisse einzelner Gruppenmitglieder eingegangen werden.

3.3 Hinweise für den Einsatz der Übungen

Als Nächstes gilt es herauszufinden, wie und wo dieser Ansatz in das laufende Programm integriert werden kann. Sie können die Übungen in diesem Buch problemlos für eine ganze Reihe kreativer Gruppenaktivitäten verwenden, da die Übungen in den einzelnen Kapiteln auf die jeweiligen Themen verweisen, wie etwa: «Fotografie und Selbstausdruck», «Fotografie als Mittel der Selbsterkenntnis», «Worte und Bilder: Fotografie und kreatives Schreiben».

Es ist auch möglich, bestimmte Übungen für laufende Gruppen ohne kreativen Schwerpunkt auszuwählen. So sind etwa die Übungen in Kapitel 6 für Gruppen geeignet, in denen es um die Entwicklung sozialer Fähigkeiten geht. Auch die Übungen in Kapitel 4 können in jeder Sitzung zur Einstimmung verwendet werden. Diese Vorgehensweise ist ratsam, wenn Sie erst das Terrain sondieren möchten, bevor Sie das eigentliche Programm entwickeln, in dem es um die Fotografie und das Fotografieren geht. Eine solche Gruppe ist tatsächlich nicht für jedermann geeignet, und es muss geklärt werden, wie die Gruppe den einzelnen Teilnehmern helfen kann, ihre persönlichen Ziele zu erreichen.

Wenn Sie sich dazu entschließen, eine Foto-Gruppe zu gründen, können Sie die Vorschläge in diesem Buch als Grundlage eines entsprechenden Programms nutzen. Die Kapitel sind aufeinander abgestimmt und enthalten Anregungen für die Erweiterung der Themen. Die Übungen sind so konzipiert, dass sie unterschiedliche Bedürfnisse berücksichtigen; es ist am Moderator zu gewährleisten, dass die einzelnen Übungen den Bedürfnissen des Einzelnen und der Gruppe gerecht werden.

Falls die möglichen Gruppenteilnehmer Probleme mit dem Medium Fotografie haben oder kamerascheu sind und Bedenken haben, auf Bildern anderer aufzutauchen, ist es nützlich, schriftliche Informationen zu verteilen, die Beispiele für die verschiedenen Übungen enthalten, die für die Gruppenteilnehmer vorgesehen sind. Es sollte auch darauf hingewiesen werden, dass technische Fähigkeiten oder Fachkenntnisse keine Voraussetzung für die Teilnahme sind. Ein Gespräch vor der ersten Sitzung bietet Gelegenheit, Fragen zu stellen und die Erwartungen auf beiden Seiten zu klären.

3.4 Gruppenzusammensetzung und Mitgliederzahl

Wenn Sie eine Gruppe gründen, müssen Sie frühzeitig die Zusammensetzung und Mitgliederzahl festlegen. Was die Organisation der Sitzungen angeht, bietet eine offene Gruppe mit wechselnder Mitgliederzahl den Vorteil, dass auch Menschen teilnehmen können, für die es schwierig ist, sich über einen längeren Zeitraum zur Teilnahme zu verpflichten. Dies ist abwechslungsreicher, weil neue Teilnehmer andere Fähigkeiten und Ideen einbringen und die Dynamik sich ständig verändert. Dies macht zwar die Gruppe interessanter, erschwert aber auch die Planung. Viele der lokalen Gruppen, die ich begleitet habe, waren offene Gruppen, weil dies für die Mitglieder den Vorteil hatte, sich mit dem Medium vertraut machen zu können, ohne irgendwelche Verpflichtungen einzugehen.

Eine geschlossene Gruppe mit fester Mitgliederzahl ist weniger abwechslungsreich, aber sie bietet den Teilnehmern die Möglichkeit, eng zusammenzuarbeiten und Beziehungen zu knüpfen. In einer geschlossenen Gruppe ist es leichter, Vertrauen aufzubauen und Rollen zu entwickeln. Folglich können sich die Gruppenteilnehmer intensiver mit Themen, Ideen und Gefühlen auseinandersetzen, weil sie nicht bei jedem Treffen ihre Stellung innerhalb der Gruppe festlegen oder neu festlegen müssen. Weil die Gruppe sich möglicherweise intensiver mit Problemen befasst, müssen klare Grundregeln aufgestellt werden. Ein Gespräch vor der ersten Sitzung hilft, klare Grenzen zu setzen und Bedingungen zu benennen, die gewährleisten, dass alle Teilnehmer profitieren können.

3.5 Die personelle Ausstattung

Von den Mitgliedern einer Gruppe hängt es ab, wie viele Teilnehmer Sie zu den Sitzungen einladen, welche Zusammensetzung die Gruppe hat, welche Bedürfnisse die einzelnen Mitglieder haben und welche Ressourcen bereitgestellt werden müssen. Die Gruppe muss einerseits groß genug sein, damit sich eine positive Dynamik entwickeln kann, in der die Gruppenteilnehmer sich nicht allzu exponiert fühlen, andererseits muss sie so klein sein, dass jeder die Zeit und die Möglichkeit hat, sich zu äußern. Ideal sind acht bis zehn Teilnehmer, und eine Sitzungsdauer von zwei Stunden ist ausreichend, um Bilder zu zeigen und aktuell sich ergebende Fragen zu erörtern. Im Idealfall sollten für eine Gruppe dieser Größe zwei Moderatoren zur Verfügung stehen. Das gewährleistet einerseits die Kontinuität und verhindert andererseits Unterbrechungen wegen Krankheit oder Urlaub. Ein zusätzlicher Vorteil ist, dass beide Moderatoren ihre Sichtweisen und Ideen in die Sitzungen einbringen und sich gegenseitig unterstützen können. Bevor sich die Moderatoren für eine Zusammenarbeit entscheiden, sollten sie sich selbst eingehend mit den Übungen und den Grundsätzen dieses Ansatzes vertraut machen und überlegen, wie sie ihre Zusammenarbeit gestalten wollen, um ihm gerecht zu werden.

3.6 Die Ausrüstung

Der eine wichtige Aspekt der Ressourcen ist die personelle Ausstattung, der andere die technische Ausrüstung, die oft mit Sorgen um die Kosten verbunden ist. Dank der großen Auswahl an Kameras und Möglichkeiten, Bilder zu drucken, können die Kosten jedoch auf ein Minimum gesenkt werden. Die Gruppenmitglieder müssen sich keine Kamera anschaffen, es sei denn, das Projekt verlangt es. Die meisten besitzen ohnehin eine Kamera, und da sie davon ausgehen, dass sie die Übungen, die sie in der Gruppe ausprobiert haben, in ihren Alltag übertragen, ist es sinnvoll, ihnen die Arbeit mit der eigenen Fotoausrüstung nahezulegen. Ersatzweise können sie auch mit anderen Kameras (Einwegkamera, Spiegelreflexkamera, Handykamera, Digitalkamera) experimentieren und sich im Umgang mit den verschiedenen fotografischen Medien üben. **Tabelle 3-1** gibt einen Überblick über die verschiedenen Möglichkeiten sowie deren Vor- und Nachteile.

Tabelle 3-1: Die Vor- und Nachteile der einzelnen Kameras.

Art der Kamera	Vorteile	Nachteile
eigene Kameras der Mitglieder	• Der Umgang damit ist den Teilnehmern vertraut, das bietet Kontinuität. • Sie ist etwas Vertrautes, umso mehr noch, wenn sie älter ist. • Die Teilnehmer fühlen sich sicherer beim Fotografieren. • meistens geeignet für verschiedene Filme: Dias, Schwarz-Weiß-Filme, Farbfilme	• je nach Modell schwierige Bedienung, wie z. B. kleiner Auslöser • wird oft ängstlich gehandhabt, besonders wenn sie noch von anderen Familienmitgliedern genutzt wird und teuer ist

Tabelle 3-1: Die Vor- und Nachteile der einzelnen Kameras. *(Fortsetzung)*

Art der Kamera	Vorteile	Nachteile
eine Kamera für die ganze Gruppe	• Bei der Anschaffung können bestimmte Bedürfnisse berücksichtigt werden. • kein nostalgischer Wert • Es können zusätzlich Hilfsmittel angeschafft werden, wie z. B. Tragegurt, Stativ, Verschlussauslösung, die wichtig sind für Teilnehmer, die keine Kamera halten können oder einen Tremor haben.	• Die Spontaneität geht verloren, weil immer nur ein Teilnehmer die Kamera benutzen kann. • Es entstehen Kosten für die Gruppe. • Der Einzelne braucht Zeit, um sich mit der Kamera vertraut zu machen, besonders wenn sie neu ist.
Einwegkamera	• sehr preisgünstig • gut zu halten • Auslöser hat die richtige Größe • Bei einigen Einwegkameras steht die Gebrauchsanleitung auf der Rückseite. • In einigen Fällen sind die Kosten für die Entwicklung des Films im Preis inbegriffen.	• Bilder von unterschiedlicher Qualität • umständliche Bedienung, wenn Blitzlicht und Auslöser gleichzeitig betätigt werden müssen • nur dann günstig, wenn der ganze Film vor der Entwicklung belichtet wird
ältere Kamera, z. B. Box Brownie	• nostalgischer Wert	• Filme und Verarbeitung können teuer sein. • Reparaturen können teuer sein.
Sofortbildkamera (Polaroidkamera)	• Die Bilder sind sofort verfügbar.	• umständlich zu halten • schwer • Filme sind teuer. • Oft sind nur Farbfotos möglich.

Tabelle 3-1: Die Vor- und Nachteile der einzelnen Kameras. *(Fortsetzung)*

Art der Kamera	Vorteile	Nachteile
Digitalkamera	• Bilder können sofort betrachtet werden, entweder auf dem Display – dem LCD-Monitor der Kamera – oder auf dem Fernsehbildschirm, wenn die Kamera an den Fernseher angeschlossen wird. • Sehr flexibel, d.h. es können schnell und billig viele Kopien der Bilder hergestellt werden. • Es können Diapositive auf Azetat hergestellt werden. • Bringt gute Bilder in unterschiedlichen Stilen hervor: schwarz-weiß, sepia und farbig. • Viele Digitalkameras haben auch eine Vorrichtung für die Aufnahme von Videoclips.	• Die Anschaffungskosten sind zwar hoch, die langfristigen Betriebskosten sind jedoch deutlich günstiger. • Um alle Vorzüge vollumfänglich auszunutzen, sind ein Computer und ein Drucker erforderlich. • Bei den älteren Modellen ist die Kamera nicht als solche zu erkennen. • Die hohen Kosten können sich hemmend auf den Einsatz der Kamera auswirken. • Ethische Bedenken, wenn die Fotos im Computer gespeichert werden; es ist wichtig zu kontrollieren, wer Zugang dazu hat, damit der Persönlichkeitsschutz jederzeit gewährleistet ist.
Video	• unmittelbares Ergebnis • schließt Ton- und Bildaufnahmen ein • Bilder können beliebig angehalten und zurückgespult werden	• Kosten – auch hier hohe Anschaffungskosten • manchmal schwierig zu handhaben • Man muss darauf achten, wer Zugriff auf die Bänder hat und wo sie aufbewahrt werden.

3.7 Die Auswahl der Kamera

Welche Art von Kamera benutzt wird, hängt von den Zielen der Gruppe ab. Die «ideale Kamera» gibt es nicht, denn maßgebend für deren Auswahl sind einzig und allein die Person und ihre Vorlieben, Prioritäten und früheren Erfahrungen sowie die Wirkung, die sie erzielen will, und die vorhandenen Ressourcen.

Wie aus Tabelle 3-1 hervorgeht, werden die einzelnen Kameras für verschiedene Zwecke eingesetzt. Die Kunst besteht also darin, eine Kamera auszuwählen, die zur Person und zur Aufgabe passt. Bei einigen Übungen beispielsweise werden Sofortbilder gebraucht; dann ist eine Polaroid- oder Digitalkamera genau richtig. Für den spielerischen oder experimentellen Umgang mit der Kamera eignet sich eher eine Einwegkamera, weil die Gruppenteilnehmer unbekümmerter damit umgehen können als mit einer teuren Ausrüstung. Die Texte zu den Übungen in Teil 2 enthalten Hinweise darauf, wann eine spezielle Fotoausrüstung erforderlich ist. Falls Ihre Gruppe fest eingerichtet ist, sind die Ausgaben für einen tragbaren Computer, Drucker und Scanner eine sinnvolle Investition. Dies hat den Vorteil, dass Sie die Übungen erweitern und Ihre Arbeit flexibel gestalten können. Die Bilder sind sofort verfügbar, und die Gruppenteilnehmer können ihre Bilder bearbeiten und dabei die Kontrolle über den Prozess behalten.

3.8 Ort, Dauer und zeitlicher Ablauf

Zu guter Letzt sollten Sie sich Gedanken machen über den Ort, die Dauer und den zeitlichen Ablauf der Sitzungen. Fotogruppen können sich fast überall treffen. Ich selbst habe in Kneipen, Gemeindezentren, Kirchengemeindesälen, Schulen und Colleges, Gesundheitszentren und Krankenhäusern mit Gruppen gearbeitet, um nur einige wenige zu nennen. Der Ort hat einen beträchtlichen Einfluss auf die Bereitschaft der Teilnehmer, persönliche Dinge preiszugeben. Ein Raum mittlerer Größe mit Stühlen und einer Tür, die geschlossen werden kann, gewährleistet Ungestörtheit und gibt den Gruppenteilnehmern das Gefühl, offen sprechen zu können, ohne befürchten zu müssen, dass andere mithören. Beiträge und Informationen werden mit einem Stift auf ein Flipchart geschrieben und können als Gedächtnisstütze von einer Sitzung zur nächsten dienen.

Was die Dauer betrifft, gibt es zwei Möglichkeiten: Bei der ersten ist die Dauer nicht begrenzt; die Sitzungen enden erst dann, wenn die Teilnehmer nicht mehr wollen oder nicht mehr von der Gruppe profitieren können, das heißt die Gruppenteilnehmer bestimmen den Zeitrahmen. Findet die Gruppe jedoch im Rahmen eines Aktivitätsprogramms statt, das von einem Krankenhaus oder von der Gemeinde angeboten wird, läuft sie möglicherweise mit der Entlassung aus dem

Krankenhaus oder dem Programmende aus. Diese Möglichkeit ist geeignet für Gruppen mit wechselnder Mitgliederzahl und für Teilnehmer, die Schwierigkeiten haben, sich über einen längeren Zeitraum zu verpflichten.

Die zweite Möglichkeit ist strukturierter. Der Moderator legt den Zeitrahmen fest mit einem klaren Anfang, einer Mitte und einem Ende. Diese Möglichkeit ist nicht so flexibel wie die erste, hat aber den Vorteil, dass das Ende sowie das Ausmaß von Diskussionen und Auseinandersetzungen sich im Voraus planen lassen. In diesem Fall müssen die Gruppenteilnehmer freundlich aufgefordert und darin unterstützt werden, auf dieses Ende hinzuarbeiten, um die angestrebten Veränderungen zu erzielen. Das Ende der Gruppe wird gefeiert als Neubeginn, der den Gruppenteilnehmern die Chance bietet, mithilfe der neu erworbenen Erkenntnisse und Techniken, die ihnen die Fotografie ermöglicht hat, Fortschritte zu machen.

3.9 Der Ablauf der Sitzungen

Sobald Sie die einzelnen Mitglieder der Gruppe getroffen und die Ziele der Gruppe, den Treffpunkt und den Moderator bestimmt haben, geht es darum, den Ablauf der einzelnen Sitzungen festzulegen.

In der Regel treffen sich die Teilnehmer am Anfang einer Sitzung (meistens bei einer Tasse Tee oder Kaffee), um Neuigkeiten auszutauschen und Beziehungen zu knüpfen. Dies ist der informelle, inoffizielle Teil, der integrierender Bestandteil jeder Sitzung ist: eine Zeit, um Vertrauen aufzubauen, Gedanken auszutauschen und die Erkenntnisse aus früheren Sitzungen zu verarbeiten.

An diese allgemeine Diskussion schließt sich in der Regel eine Übung an, die die Gruppenmitglieder auf das Thema der Sitzung vorbereitet. Diese «Einstimmung» leitet zu der umfangreicheren Übung über, die danach folgt. In einer zweistündigen Sitzung sollte die Einstimmung etwa 20 Minuten dauern. Eine sorgfältig geplante Einstimmung ermöglicht eine gründliche Auseinandersetzung mit den Problemen, weil sie die Gruppenteilnehmer auf das große Ganze einstimmt und den Denkprozess in Gang setzt. Die Übungen in Teil 2 enthalten eine Vielzahl von Vorschlägen für mögliche Tätigkeiten zur Einstimmung, die in verschiedenen Gruppen ausprobiert und getestet worden sind.

Im Hauptteil der Sitzung können die Teilnehmer sich mithilfe der Fotografie intensiver mit einem Thema oder Problem befassen. Einige Übungen legen den Schwerpunkt auf die Aufnahme von Bildern und anschließende Diskussion während der Sitzung, während andere die Gruppenteilnehmer dazu animieren, außerhalb der Gruppe Bilder aufzunehmen und diese in den folgenden Sitzungen zur Diskussion zu stellen. Dieser Prozess des gemeinsamen Betrachtens von Bildern und der Auseinandersetzung mit den gewonnenen Erfahrungen und Erkenntnissen ist von grundlegender Bedeutung für den Gesamtprozess, der die Teilnehmer zu einer besseren Eigenwahrnehmung und Selbstkenntnis befähigen soll.

In der letzten Phase der Sitzung setzen sich die Gruppenteilnehmer mit ihren Erkenntnissen auseinander, berichten über ihre Erfahrungen und überlegen dann, wie sie in den folgenden Sitzungen auf diesem Thema aufbauen können. Die Zeit, die den Gruppenteilnehmern gewährt wird, ihre Bilder zu zeigen und sich mit den damit verbundenen Erfahrungen und Gefühlen sowie mit der Geschichte dahinter auseinanderzusetzen, ist wichtig und darf auf keinen Fall unterschätzt werden. Die Diskussion der Fotos kann nämlich zu neuen Erkenntnissen führen, den Gruppenteilnehmern Selbstvertrauen vermitteln und sie motivieren, Maßnahmen zu ergreifen, die zu Veränderungen führen. Die Bilder helfen den Gruppenteilnehmern, intensive Gefühle auszudrücken oder ihre Gedanken zu strukturieren, und dabei erfahren sie von den anderen Gruppenteilnehmern Anerkennung, Ermutigung oder Unterstützung bei der gemeinsamen Lösung von Problemen. Dies kann Mauern zum Einsturz bringen und den Grundstein für den Aufbau enger Beziehungen zwischen den Gruppenteilnehmern legen.

3.10 Die Schaffung einer schützenden Atmosphäre

Damit die Gruppenteilnehmer sich auf den Gesamtprozess einlassen können, muss eine Atmosphäre geschaffen werden, in der sie sich gut aufgehoben und geachtet fühlen. Zu diesem Zweck werden Prinzipien und von allen akzeptierte Verhaltensweisen als Grundregeln festgelegt, zu denen sich Mitglieder verpflichten und die klare Grenzen aufzeigen sowie den Schutz der mitgeteilten Informationen gewährleisten. Da die Regeln von den Gruppenteilnehmern aufgestellt werden, identifizieren sie sich mit ihnen, und der Gesamtprozess vermittelt ihnen die wichtige Botschaft, dass sie gemeinsam die Kontrolle ausüben. Kapitel 4 beschreibt, wie diese Regeln auf kreative Art entwickelt werden können.

Die Grundregeln sind Teil des Bemühens, eine positive Atmosphäre zu schaffen. Als Moderator müssen Sie sich jedoch auch überlegen, wie Sie die Gruppenteilnehmer unterstützen wollen, wenn sie ihre persönlichen Fotos anderen zeigen, angesichts der Tatsache, dass sie damit viel von sich preisgeben, wodurch sie sich verletzlich und schutzlos fühlen können. Einige Menschen haben vielleicht tatsächlich zum ersten Mal die Möglichkeit, über ihre Gefühle zu sprechen und angehört zu werden, und die Überwindung, die dazu nötig ist, sollte nicht unterschätzt werden. Die Gruppenteilnehmer müssen daher ermutigt werden und die Möglichkeit bekommen, sich zu äußern; doch sie dürfen zu keinem Zeitpunkt das Gefühl haben, dazu gedrängt zu werden. Hier einige Vorschläge zur Vorgehensweise:

- Lassen Sie die Gruppenteilnehmer ihre Fotos zuerst in Zweiergruppen anstatt vor der ganzen Gruppe präsentieren und erläutern. Dies gibt ihnen Gelegenheit, zu üben und Selbstvertrauen aufzubauen.
- Machen Sie kurze, zeitlich begrenzte Übungen mit den Gruppenteilnehmern, die ihnen helfen, sachliche Informationen wiederzugeben, die nichts mit Gefühlen oder Emotionen zu tun haben.
- In der Anfangsphase ist es sinnvoll, Grenzen und Richtlinien für die Themen festzulegen, über die die Gruppenteilnehmer sprechen wollen.
- Geben Sie den Gruppenteilnehmern Gelegenheit, ihre Ansichten über die Gruppe oder das Fotografieren zu äußern.
- Achten Sie darauf, dass die Teilnehmer die von allen akzeptierten Verhaltens- und Arbeitsweisen verstehen, zu denen sie sich verpflichtet haben. Vergewissern Sie sich, dass alle positive und hilfreiche Kommentare und Reaktionen von negativen unterscheiden können.
- Geben Sie den Gruppenteilnehmern klare Anweisungen, was die Zeit betrifft, die ihnen für die Diskussion ihrer Bilder zur Verfügung steht, und planen Sie genügend Zeit ein, damit jeder, der will, die Gelegenheit bekommt, sich zu äußern.

Vor allen Dingen aber sollten Sie den Gruppeneilnehmern helfen, ihren Wohlfühlbereich auszuloten. Lassen Sie ihnen in den Sitzungen Zeit, zu experimentieren und ihre Gefühle gegenüber dem Prozess auszuloten. Erkundigen Sie sich am Ende der Sitzung eingehend nach ihren Gefühlen, fordern Sie sie zur Diskussion auf und würdigen Sie ihre Beiträge.

3.11 Persönlichkeitsschutz

Oberflächlich betrachtet sind Fotos konkrete visuelle Dokumente von Ereignissen, Objekten, Menschen, Orten oder Situationen. Versteht man sie jedoch als Instrument der Selbsterforschung, sind sie wegen ihrer vielfältigen Interpretationsmöglichkeiten und Assoziationen äußerst aufschlussreich. Wenn drei Personen dasselbe Bild anschauen, erhält man drei verschiedene Interpretationen dessen, was darauf abgebildet ist, weil jeder das Foto aus seiner persönlichen Sicht betrachtet, die bestimmte Assoziationen weckt. Wenn ein Gruppenteilnehmer ein bestimmtes Bild aufnimmt, gilt sein Interesse meistens der Geschichte hinter dem Bild, die ihn dazu motiviert, gerade diese Gegenstände oder diese Szene zu genau diesem Zeitpunkt festzuhalten.

Aber solche unterschiedlichen Betrachtungsweisen ändern nichts an der Tatsache, dass ein Foto ein Foto bleibt und wirkliche Menschen in authentischen Situationen zeigt, die möglicherweise von anderen erkannt werden. Dies wirft eine ganze Reihe von Fragen auf, um die Sie sich als Moderator kümmern müssen. Die wichtigsten dieser Fragen betreffen den Schutz der Privatsphäre der Gruppenteilnehmer und das Eigentumsrecht.

Zunächst muss klargestellt werden, dass der Wunsch von Gruppenmitgliedern, nicht fotografiert zu werden, uneingeschränkt zu respektieren ist, und dass niemand gezwungen werden darf, auf einem Bild zu erscheinen. Ziel der Gruppe ist es ja gerade, das Selbstwertgefühl zu stärken und die Entscheidungsfähigkeit zu verbessern. Deshalb würde es an der Intention des Buches und seinem Ansatz völlig vorbeigehen, wenn die Gruppenteilnehmer Situationen ausgesetzt würden, in denen sie sich unwohl und machtlos fühlen. Zu diesem Zweck arbeiten viele Übungen mit visuellen Metaphern, die es den Gruppenteilnehmer ermöglichen, Dinge zu fotografieren, die stellvertretend für sie selbst, eine andere Person oder ein Gefühl stehen. Die Überlegung, wie diese Dinge am besten symbolisch dargestellt werden können, ist Teil des Selbsterforschungsprozesses. Bei Übungen, die vorschreiben, dass Fotos außerhalb der Gruppe aufgenommen werden, sollte auf Bilder von Personen verzichtet werden. Abgesehen von einigen wenigen Übungen kommen solche Aufgaben in diesem Buch auch nicht vor.

Die nächste Frage, wem das Foto gehört, ist meiner Ansicht nach einfach zu beantworten. Gehört es demjenigen, der fotografiert, dem Moderator oder der Gruppe? Im Allgemeinen bin ich der Ansicht, das Foto gehört dem, der es aufnimmt. Ein Bild hält den Moment fest, in dem eine Beziehung entsteht, und dokumentiert somit den Beginn der Reflexion, zu dem jemand immer wieder zurückkehrt, um neue Erkenntnisse zu gewinnen. Wenn die Mitglieder einer Kunstgruppe ihre gemalten Bilder mitnehmen, können auch Personen, die Fotos machen, diese als ihr Eigentum betrachten.

Schwierig wird es, wenn Fotos in der Gruppe aufgenommen werden und auch andere Gruppeneilnehmer darauf zu sehen sind. In so einem Fall hängt viel von der Art der Gruppe und der Einstellung der Gruppenteilnehmer ab. Wenn in den Grundregeln steht, dass die Informationen vertraulich zu behandeln sind, dann wäre es unethisch, die Bilder Menschen zu zeigen, die nicht zur Gruppe gehören, weil es den Gedanken der Anonymität verletzen würde. Dies gilt insbesondere für Settings im gesundheitlichen oder sozialen Bereich, wo besonderer Wert auf Vertraulichkeit gelegt wird. In solchen Fällen legen die Gruppen für die Fotos meistens ein Album an, das der Moderator an einem sicheren Ort innerhalb der Einrichtung aufbewahrt. Wenn Gruppen sich jedoch in öffentlichen Settings treffen und die Teilnehmer einverstanden sind, die Bilder zu zeigen, machen sie Kopien von den Bildern. Einmal hat eine Gruppe ein Foto vergrößert und es dann in Stücke geschnitten, so dass jeder einen «Teil» der Gruppe mitnehmen konnte. Je nach Setting müssen die Gruppenteilenehmer auch in solchen Fällen ihr schriftliches Einverständnis geben, dass die Fotos, auf denen sie abgebildet sind, außerhalb der Gruppe gezeigt werden dürfen.

3.12 Zu guter Letzt ...

Es wäre schön, wenn man sagen könnte, dass die Fotografie und die Auseinandersetzung mit visuellen Medien immer mit positiven Erfahrungen, Wohlbefinden und Vergnügen verbunden sind, aber leider ist das nicht der Fall. Wie beim schöpferischen Umgang mit anderen Medien gilt auch hier: Die Fotografie und bildliche Darstellungen können, wenn sie mit Fingerspitzengefühl und Respekt eingesetzt werden, Freude und Vergnügen bereiten sowie Erkenntnisse und Entwicklung ermöglichen. Gefährlich wird es dann, wenn es an Fingerspitzengefühl und Respekt für die Beteiligten mangelt oder wenn man planlos vorgeht und sich darauf verlässt, dass alle gleich auf eine Aufgabe oder eine Bildsequenz reagieren. Bilder haben immer das Potenzial, Erinnerungen nutzbar zu machen, die mit negativen Assoziationen befrachtet sind; deshalb sollten sie stets mit äußerstem Respekt behandelt werden. Berman (1993) schreibt:

> *Wer in der Therapie mit Fotos arbeitet, sollte deren unter Umständen starke Wirkung auf den Patienten niemals unterschätzen. Es gilt, sie behutsam und mit Bedacht einzusetzen.* (Berman 1993, S. 29)

Weiser (1999) fügt hinzu:

> *Lesern, die bei diesen Übungen Schwierigkeiten erwarten, rate ich dringend davon ab, sie auszuprobieren.* (Weiser 1999, S. 40)

Das Problem besteht natürlich darin, dass Fotos sehr subjektiv wahrgenommen und interpretiert werden. Das ist auch der Grund, weshalb der eine Mensch ein Foto mit positiven Erfahrungen oder Eigenschaften assoziiert, während es für einen anderen das genaue Gegenteil bedeutet. Es ist unmöglich, alle Eventualitäten einzukalkulieren – manchmal ruft ein völlig harmloses Bild ganz unerwartete Reaktionen hervor. Trotzdem wäre es unmöglich und wenig sinnvoll, Bilder zu zensieren und den Prozess auf ein Maß einzuschränken, das die Menschen einengt und hemmt. Sollten Teilnehmer im Rahmen einer Gruppen- oder Einzelaktivität jedoch Schwierigkeiten haben, dürfen Sie deren Gefühle keinesfalls ignorieren, sondern Sie müssen diese Gefühle anerkennen und respektieren und den Betroffenen Trost und Unterstützung anbieten.

Teil 1 hat die Möglichkeiten der Fotografie bei der Selbsterforschung und persönlichen Weiterentwicklung sowie einige Vorzüge dieses Ansatzes dargestellt. Danach wurden die praktischen Aspekte beleuchtet, die es bei der Einrichtung und Moderation einer Gruppe zu beachten gilt. Teil 2 baut darauf auf. Er enthält neben einer genauen Beschreibung der Übungen die Berichte von Moderatoren und Gruppenmitgliedern, die an diesem Prozess teilgenommen haben.

Teil 2

4 Bilder als Ausgangspunkte

Dieses Buch ist eine Aufforderung an Sie, die Fotografie und das Fotografieren einmal anders zu betrachten. Die Fotografie bietet nämlich nicht nur die Möglichkeit, besondere Momente, Menschen oder Orte festzuhalten, sondern die Kamera ist auch ein Instrument, um

- den Selbstausdruck zu fördern
- auf eine Art und Weise zu kommunizieren, die ohne Worte auskommt
- Situationen aus unterschiedlichen Blickwinkeln zu betrachten
- die Selbstwahrnehmung zu verstärken
- positive Veränderungen herbeizuführen.

Da dies eine völlig andere Art ist, über Fotografie nachzudenken, sind die Übungen in diesem Kapitel so angelegt, dass sie zum einen den Blick der Gruppenteilnehmer auf das Fotografieren von Grund auf verändern und ihnen zum anderen mehr Sicherheit im Umgang mit der Kamera und mit der Arbeit in einer Gruppe zu vermitteln.

Das übergeordnete Ziel ist die Schaffung einer positiven Atmosphäre, die die Gruppe zu einem sicheren Ort macht, an dem die Teilnehmer sich gerne aufhalten. Im Vordergrund stehen Übungen, die Vertrauen aufbauen sowie Spaß, das Spielerische, den Austausch und den kreativen Ausdruck fördern sollen. So wird das Fotografieren zu einem Mittel, das den Gruppenteilnehmern die Gelegenheit bietet, einander besser kennenzulernen und positive Beziehungen aufzubauen, zwei Dinge, die für den Zusammenhalt der Gruppe, die gegenseitige Unterstützung und die Herbeiführung wichtiger Veränderungen unverzichtbar sind.

Das Kapitel ist in vier Teile gegliedert:

- Übungen, die den Zusammenhalt der Gruppe stärken
- Übungen, die die Sicherheit im Umgang mit der Kamera vermitteln
- Übungen, die Spaß machen und Freude bereiten
- die Präsentation von Fotos.

Für manche Menschen ist es ziemlich ungewohnt und schwierig, Fotos nicht mehr nur bei besonderen Anlässen, im Urlaub, in Gesellschaft von Freunden und der Familie zu machen, sondern in ihnen ein Mittel zu sehen, das ihnen hilft, sich zu besinnen, nachzudenken, zu kommunizieren und Veränderungen herbeizuführen. Die Gruppe bestimmt die Dauer der Übungen. Sie können entscheiden, wann Sie diese Übungen einsetzen, vielleicht wenn die Gruppe sich zum ersten Mal trifft oder wenn neue Mitglieder kommen. Die Übungen sind auch geeignet, um Fortschritte zu überprüfen oder auf wichtige Grundsätze zurückzukommen.

4.1 Übungen, die den Zusammenhalt der Gruppe stärken

4.1.1 Die Auswahl eines Bildes

Einstieg
Die Bilder, die Menschen auswählen, verraten viel über sie. Bei dieser Übung bekommen die Gruppenteilnehmer Gelegenheit, sich auf unverfängliche Art vorzustellen, und lernen, einfache Entscheidungen zu treffen.

Material
Fotos und Bilder aus Zeitschriften, Zeitungen und dem Internet in Schwarz-Weiß und in Farbe

Einstimmung
Die Teilnehmer suchen sich ein Bild aus und begründen ihre Entscheidung. Vielleicht war es der Inhalt des Bildes oder ein technisches Merkmal, die sie bewogen haben, das Schwarz-Weiß-Foto dem Farbfoto oder das Polaroid-Bild dem Bild mit der Digitalkamera vorzuziehen. Bei dieser Gelegenheit können die Gruppenteilnehmer ein wenig über sich erzählen und darstellen, was ihnen wichtig ist und welche Bedeutung Fotos für sie haben.

Übung
Die Gruppenteilnehmer arbeiten jetzt zu zweit oder zu dritt zusammen, wählen ein weiteres Bild oder eine Bildsequenz aus und versuchen, für dieses oder diese eine Überschrift zu finden. Anschließend bitten Sie jede Gruppe zu begründen, wie sie auf diese Überschrift gekommen ist. Die anderen Gruppenteilnehmer äußern sich ebenfalls dazu. Bei der Diskussion können Sie sich an folgenden Fragen orientieren:

- Sind die Gruppenteilnehmer überrascht von der Überschrift?
- Veranlasst sie die Gruppe, das Bild anders wahrzunehmen oder verändert sie die Einstellung?
- Welche Überschriften wären sonst noch möglich?

Am Ende der Sitzung lassen Sie die Teilnehmer ein Bild aussuchen, das die Sitzung zusammenfasst.

4.1.2 Grundregeln für fotografische Aktivitäten

Gruppen brauchen eine geschützte Atmosphäre und vorbehaltlose positive Wertschätzung, damit sie gedeihen können. Schon bei der Bildung einer Gruppe gilt es, dafür zu sorgen, dass die Teilnehmer sich gut aufgehoben fühlen und bereit sind, über persönliche Dinge, Gedanken und Ideen zu sprechen. Eine Möglichkeit, dies zu erreichen, ist das Aufstellen von Bedingungen oder «Grundregeln», eine Art Verhaltenskodex, der die von allen Gruppenteilnehmern erarbeiteten und akzeptierten Verhaltens- und Arbeitsweisen auflistet. Meistens geht es dabei um den Umgang mit vertraulichen Informationen, den Umgang miteinander und Dinge, die die Gruppe toleriert beziehungsweise nicht toleriert. Zu guten Grundregeln gehört Folgendes:

- Anweisungen, was mit gruppeninternen Informationen geschieht (etwa Regeln über den vertraulichen Umgang mit Informationen und deren Verwendung außerhalb der Gruppe)
- Erwartungen, die den Umgang miteinander betreffen (wertfreie Kritik, respektvoller Umgang miteinander, Anerkennung anderer Überzeugungen, Gleichberechtigung)
- allgemeine Verhaltensregeln (rechtzeitiges Erscheinen, absagen, wenn man verhindert ist, Diskussionsbeiträge, andere unterbrechen)
- Verhaltensregeln, die die Kommunikation betreffen (wie man Feedback gibt oder entgegennimmt, anderen zuhört, dass man andere nicht unterbricht).

Material
Quadratische Papierbögen, Stifte, Behälter, Fotoausrüstung, Bilder aus Büchern und Zeitschriften

Einstimmung
Die Gruppenmitglieder arbeiten allein oder zu zweit und schreiben drei Wörter auf, die sie mit Sicherheit oder Wohlbefinden assoziieren. Diese schreiben sie auf kleine viereckige Zettel, die sie falten. Der Moderator sammelt die Zettel in einem Behälter, nimmt sie dann einzeln heraus und liest sie vor. Die Gruppenteilnehmer

einigen sich auf ein Wort und suchen ein Bild, das diesem Wort entspricht. Ein Vorhängeschloss oder eine geschlossene Tür wäre beispielsweise ein Symbol für das Wort «Privatsphäre», ein bequemer Sessel oder ein kuscheliges Sofa für das Wort «Wohlbefinden» und ein Netz unter einem Hochseil für das Wort «Sicherheit».

Übung
Die Gruppenteilnehmer diskutieren, wie die Gruppe ein sicherer Ort werden kann. Arbeiten Sie gemäß den visuellen Metaphern und suchen Sie mit nach Bildern, die ihre Ideen repräsentieren. Die Gruppenteilnehmer können sich an folgenden Vorgaben orientieren:

- «Die Gruppe soll ein Ort sein, wo … geschieht.»
- «Die Gruppe soll ein Ort sein, wo … nicht geschieht.»
- Gruppenetikette
- «immer …» «niemals …».

Präsentieren Sie die Bilder so, dass die Gruppe sie immer vor Augen hat und in den folgenden Sitzungen darauf zurückgreifen kann. Kommen Sie in regelmäßigen Abständen auf die visuellen Grundregeln zurück, damit die Gruppenteilnehmer die Bilder überprüfen und diejenigen, die nicht mehr relevant sind, aussortieren und durch neue ersetzen können, die der Entwicklung der Gruppe besser entsprechen.

Gruppen benennen
Gruppen bieten den Mitgliedern die Gelegenheit, verschiedene Rollen und ein Zugehörigkeitsgefühl zu entwickeln. Gruppennamen sind dabei wichtig, da sie Ausdruck der Gruppenidentität sind. Wenn die Mitglieder den Namen ihrer Gruppe selbst auswählen, hat dies zusätzlich den Vorteil, dass sie sich damit identifizieren.

Material
Abdrucke oder Broschüren mit den Logos verschiedener Organisationen, Fotoausrüstung

Einstimmung
Zeigen Sie der Gruppe die Logos verschiedener Organisationen. Gut geeignet sind die von UNICEF, Greenpeace und World Wildlife Fund. Diskutieren Sie mit der Gruppe, was die Bilder oder Symbole über die Organisationen aussagen.

Übung
Erarbeiten Sie mit den Gruppenteilnehmern Antworten auf folgende Fragen:

- Worum geht es in unserer Gruppe?
- Welches Bild oder welche Bilder könnten dies ausdrücken?
- Welchen Namen soll die Gruppe haben?

Dann entwickeln Sie ein dazu passendes Gruppenlogo und machen ein Foto davon.

Praxisreflexion

> *Ich habe einmal mit einer Gruppe junger Leute aus Uganda gearbeitet. Sie waren im Rahmen eines Projekts nach England gekommen, dessen Ziel es war, junge Menschen aus Ländern mit hoher sozialer Deprivation zu unterstützen. Die jungen Leute suchten nach einer Möglichkeit, dieser Idee Ausdruck zu verleihen. Wir hatten großen Spaß, während wir versuchten, zum einen die Freiheit darzustellen, die zu erreichen ihrer Meinung nach im Bereich des Möglichen lag, und zugleich einen Hauch Afrika in eine Stadt der nördlichen Hemisphäre zu bringen. Das entscheidende Bild war beeindruckend, witzig und kraftvoll. Es hatte die Überschrift* Ubuntu, *was so viel wie Menschlichkeit und Respekt gegenüber anderen bedeutet und auf dem Gedanken basiert, dass wir alle gleichberechtigte Menschen sind.*

4.2 Übungen, die Sicherheit im Umgang mit der Kamera vermitteln

Der Umgang mit der Kamera ist nicht immer ganz leicht. Die folgenden Übungen sollen Sicherheit im Umgang mit der Kamera vermitteln.

4.2.1 Die Kamera weiterreichen

Diese Übung hilft, das Eis zu brechen und den lockeren Umgang mit der Kamera zu unterstützen.

Material
Mehrere Einwegkameras, Bilder aus Büchern und Zeitschriften, ein Kassetten- oder CD-Player, Musik

Einstimmung
Die Gruppenmitglieder setzen sich im Kreis zusammen. Der Moderator erläutert die Übung am Beispiel des Spiels «Paket weiterreichen». Anders als bei diesem

Spiel muss die Person, die gerade die Kamera hat, ein Foto machen, sobald die Musik aufhört. Sie muss irgendetwas fotografieren, darf dabei aber nicht ihren Platz verlassen. Sie darf jedoch die Gruppenteilnehmer um Rat fragen. Die Übung beginnt, sobald die Musik spielt.

Zur Auflockerung kann der Moderator die Übung durch Anweisungen und Vorgaben verändern, wie zum Beispiel «andere Richtung», «aufstehen», «umhergehen», «auf dem nächsten Bild muss etwas Blaues sein» usw. Der Moderator kann je nach Größe der Gruppe zusätzliche Kameras mitbringen.

Übung
Bilden Sie zwei Gruppen (ideal sind vier bis fünf Gruppenmitglieder). Bitten Sie die Gruppenteilnehmer, sich verschiedene Bilder anzuschauen, die entweder in einer Sitzung von der Gruppe gemacht wurden oder aus Büchern und Zeitschriften stammen.

Jede Gruppe sucht sich von diesen Bildern eins aus, entscheidet sich für einen Aspekt dieses Bildes und macht ein Foto, das diesen Aspekt entweder abbildet oder weiterentwickelt. Wenn beispielsweise das Foto eine Vase mit Blumen zeigt, kann die Gruppe das Thema Natur weiterentwickeln. Nachdem sie ein zweites Foto gemacht hat, muss sie davon etwas auswählen, das weiterentwickelt werden soll. Angenommen die Gruppe hat einen Magnolienbaum fotografiert, dann kann sie beschließen, das nächste Bild soll etwas zeigen, dass das Weiß der Magnolienblüten aufgreift. Der Prozess kann beliebig fortgesetzt werden. Wenn die Gruppe damit fertig ist, werden die Bilder zu einem Fries arrangiert.

Erweiterte Übung
Entwickeln Sie die Fotos, die während der Einstimmung gemacht wurden, und nutzen Sie diese für eine Diskussion über die Gefühle beim Umgang mit einer Kamera.

4.2.2
Mit der Kamera unterwegs

Diese Übung kann allein, zu zweit oder in der Gruppe durchgeführt werden. Wollen Sie sie in der Gruppe durchführen, müssen Sie im Voraus planen und eine Risikoeinschätzung vornehmen. Sie können eine ganze Sitzung für die Planung einkalkulieren und die Gruppenmitglieder dabei von ihrem Lieblingsspaziergang erzählen lassen oder von einem, der eine besondere Bedeutung für sie hat.

Wenn Sie mit den Gruppenteilnehmern unterwegs sind und fotografieren, sollten Sie Alfred Wainwrights[1] berühmten Rat beherzigen: «Immer stehen blei-

1 Alfred Wainwright (1907–1991), Autor des bekannten siebenbändigen Werkes *Pictorial Guide to the Lakeland Fells*, das zwischen 1952 und 1966 entstand.

ben und schauen.» Fotografieren Sie nicht im Gehen, Sie könnten leicht ausrutschen und stürzen.

Material
Stift für ein Flipchart und Papier, Fotoausrüstung

Einstimmung
Die Gruppenteilnehmer sprechen darüber, was ihnen an Spaziergängen besonders gefällt und was sie gern fotografieren würden. Diskutieren Sie auch über das Thema Sicherheit und darüber, welche Rollen die einzelnen Gruppenteilnehmer übernehmen wollen. Stellen Sie fest, ob sie lieber allein fotografieren möchten oder mit einem anderen Gruppenteilnehmer zusammenarbeiten wollen. Bei dieser Gelegenheit können Regeln aufgestellt, Themen ausgewählt oder die Anzahl der Fotos festgelegt werden.

Übung
Verteilen Sie Kameras in der Gruppe und erstellen Sie eine Fotodokumentation Ihres Spaziergangs. Schlagen Sie den Gruppenteilnehmern Themen vor, aus denen sie auswählen können. Als Motive bieten sich an:

- die anderen Gruppenteilnehmer
- besonders schöne Momente auf dem Spaziergang
- ungewöhnliche Ansichten
- Bilder von Farben
- Strukturen
- die Elemente: Wasser, Erde, Luft
- sämtliche Dinge, die sie auf dem Spaziergang sehen.

Wenn die Gruppe zurückkehrt, werden die Fotos verglichen und die Ähnlichkeiten und Unterschiede erörtert. Überlegen Sie, ob es möglich ist, die Bilder auszustellen oder zu präsentieren.

Erweiterte Übung
Sie können die Fotos auch für eine Reihe anderer Zwecke verwenden, wie:

- Ordnen Sie die Fotos chronologisch und machen Sie daraus eine visuelle Landkarte oder dreidimensionale Dokumentation des Spaziergangs.
- Ordnen Sie die Fotos so, dass sie die dargestellten Ereignisse zu einer Geschichte verbinden.
- Lassen Sie die Gruppenmitglieder ein Foto auswählen, das einen besonderen Augenblick des Spaziergangs wiedergibt, und bitten Sie sie, schriftlich zu begründen, warum sie es ausgesucht haben und was es für sie bedeutet.
- Lassen Sie die Gruppenteilnehmer ein Bild auswählen und ein Gedicht darüber schreiben.

- Wenn Sie mit Menschen arbeiten, die Gedächtnisprobleme haben, hilft Ihnen diese Übung herauszufinden, wie die Fotografie als Gedächtnisstütze dienen kann.

4.2.3 Ein Beispiel, das zeigt, wie hilfreich Erfahrungen sein können

Sie können die Fotografie auch nutzen, um herauszufinden, welchen Zusammenhang Fotografie und Gedächtnis haben. Dies geht besonders gut, wenn in der Gruppe Menschen mit leichten kognitiven Beeinträchtigungen oder Gedächtnisproblemen sind. Der folgende Text gibt Erfahrungen wieder, die Menschen mit Demenz in einer Fotogruppe gemacht haben.

Praxisreflexion

> *Zuerst traute er seiner Erinnerung an den Ablauf der Ereignisse mehr als den Zahlen auf der Rückseite der Fotos. Später dienten ihm Letztere als Gedächtnisstützen, und es war fast wie in einer kleinen Detektivgeschichte. Ja, er musste zurückgegangen sein, um sich eine zweite Tasse Kaffee zu holen. Eine Luftaufnahme von New Lanark half, die einzelnen Orte auf den Fotos auszumachen und seine eigene Position zu bestimmen, in der er sich befand, als er die Aufnahme machte.* *(Mitchell 2005, S. 19)*

4.3 Übungen, die Spaß machen und Freude bereiten

4.3.1 Bilder, die sich bewegen

Diese Übung offenbart die Vielseitigkeit des Fotografierens. Sie zeigt, wie aus einer Reihe von statischen Bildern eine kurze Animation entsteht. So ein «Daumenkino» spricht Menschen aus verschiedenen Altersgruppen und Generationen an.

Material

Daumenkinos, Fotoausrüstung, kleine Stücke Pappe

Einstimmung

Schauen Sie sich verschiedene Daumenkinos an. Während Sie diese in der Gruppe verteilen, diskutieren Sie über Spiele und Spielzeug aus der Kindheit. Legen Sie die Charakteristika eines Daumenkinos fest: kleine Bewegungen, Wiederholung, eine einfache Geschichte.

Übung
Beschäftigen Sie sich in der Gruppe mit diesen «Zutaten», wählen Sie ein Thema aus und machen Sie Fotos, um selbst ein Daumenkino herzustellen. Erfahrungsgemäß kommen diese Themen besonders gut an:

- Grimassen schneiden
- Ballspiele
- Hampelmänner
- Armzeichen
- Winken
- in die Hände klatschen.

Bei der Herstellung eines Daumenkinos muss sehr genau gearbeitet werden, denn seine Funktion beruht auf der Vergrößerung kleinster Bewegungen. Bei der Aufnahme von Bildern für ein Daumenkino müssen der Fotograf und die zu fotografierende Person darauf achten, dass sie nur gezielte Bewegungen für die Animation des Daumenkinos machen und sich ansonsten möglichst nicht bewegen.

Verwenden Sie eine ganze Sitzung für die Aufnahme der Bilder. Verarbeiten Sie die Bilder. Ziehen Sie sie auf Pappe auf und reihen Sie sie in ein Daumenkino ein. Feiern Sie das Projekt und präsentieren Sie die Ergebnisse.

Praxisreflexion

> *Ich verbrachte einen wunderbaren Nachmittag in einer Gruppe von Menschen mit Demenz im Frühstadium und ihren Familien. Wir waren auf der Suche nach einer Aktivität, an der sich alle beteiligen konnten und die allen Spaß machte. Es war mir gelungen, einige Daumenkinos von* Schadenfreude[2] *aufzutreiben. Schon beim Verteilen gab es jede Menge Spaß, als die Großeltern ihren Enkelkindern zeigten, wie man damit umgehen muss. Es war eine ausgezeichnete Erinnerungsübung. Die Gruppe entschied sich für das Thema «Grimassen schneiden». Die Kinder und ihre Großeltern schnitten abwechselnd Grimassen und fotografierten sich dabei mit einer Digitalkamera. Anschließend zogen wir die Fotos auf Pappe auf und reihten sie in ein Daumenkino ein. Die Übung dauerte den ganzen Nachmittag, und wir hatten so viel Spaß und lachten so viel, dass uns die Gesichter wehtaten. Es war ein richtig schöner Tag.*

2 Siehe www.schadenfreude.co.uk

4.3.2
Rot fühlt sich an wie …

Diese Übung ist ein wenig abstrakter. Sie nutzt das Fotografieren, um die Fantasie anzuregen. Sie setzt auf einer etwas niedrigeren Ebene an als die vorigen Übungen und eignet sich somit als Einführung in die kreative Arbeit mit der Fotografie und gleichzeitig als einfacher Rahmen. Kapitel 5 bietet Gelegenheit, damit weiterzuarbeiten.

Material
Flipchart-Papier, Stifte, einige Bogen Papier, Fotoausrüstung

Einstimmung
Bitten Sie die Personen, mit denen Sie arbeiten, eine Farbe auszuwählen und sich während einigen Augenblicken vorzustellen, wie diese Farbe riecht, schmeckt, sich anfühlt und klingt und wie diese Farbe als Teil einer Ansicht aussehen würde. Anschließend werden die Ergebnisse auf ein Blatt Papier geschrieben.

Übung
Die Aufgabe besteht darin, Fotos von Objekten oder Szenen zu sammeln oder zu aufzunehmen, die diesen Assoziationen entsprechen. Ein Beispiel: Die Farbe Rot könnte wie Rosen riechen, den Geschmack von Chilipfeffer haben, sich warm anfühlen und als dramatischer Sonnenuntergang erscheinen, der einen neuen Tag verheißt. Sobald die Bilder ausgedruckt sind, überlegen sich die Teilnehmer, wie sie gerahmt oder ausgestellt werden können.

Motivsuche
Neue Gruppenteilnehmer, die mit dem Fotografieren noch nicht vertraut sind und sicherer im Umgang mit der Kamera werden wollen, haben es leichter, wenn ihnen ein Thema vorgegeben wird, damit sie sich neben den technischen Aspekten des Fotografierens nicht auch noch um die Suche nach einem bestimmten Objekt oder Motiv kümmern müssen. Die folgende Übung kann als einmalige Gruppenübung genutzt oder in mehreren aufeinander aufbauenden Sitzungen auf einige Wochen verteilt werden.

Material
Verschiedene Fotobände, Fotoausrüstung

Einstimmung
Blättern Sie verschiedene Foto- oder Bildbände durch. Am besten fangen Sie in der Bibliothek an. Ich habe aber auch schon oft hervorragende Bücher in Läden karitativer Organisationen und auf Flohmärkten gefunden. Für diese spezielle

Übung benutze ich gerne das Buch *The Earth from the Air* oder *National Geographic*-Hefte, weil man darin viele spektakuläre Bilder und Landschaften findet, die aus ungewöhnlichen Blickwinkeln aufgenommen wurden. Bitten Sie die Gruppenteilnehmer, Themen vorzuschlagen oder eine Verbindung zwischen den Bildern herzustellen. Diskutieren Sie die Vorschläge in der Gruppe.

Übungen
Wählen Sie ein Thema aus, das im Zentrum des Fotografierens stehen soll. Zum Beispiel:

- Bilder, die Linien, Strukturen, Kurven oder Oberflächen formen
- Bilder, die Farbe thematisieren
- Bilder, die aus ungewöhnlichen Blickwinkeln aufgenommen wurden
- Zahlen in Bildern
- Bilder, die Stärke, Schönheit, Alter oder Weisheit vermitteln oder repräsentieren

Diskutieren Sie anhand der fertigen Bilder die Themensuche und das Fotografieren. Möglicherweise ist es nützlich, Bilder zu vergleichen, Inspirationsquellen zu erörtern und zu erfahren, wie die einzelnen Gruppenmitglieder die Themen interpretiert haben. Zur Auflockerung können Sie die Übung einfach umkehren: Zeigen Sie den Gruppenteilnehmern die Bilder und lassen Sie sie «das Thema erraten».

4.4 Die Präsentation von Fotos

Auch wenn es in diesem Buch nicht um die technischen Aspekte des Fotografierens geht, kann es sinnvoll sein, mit einer Foto-Gruppe zunächst darüber zu sprechen, wie Fotos gerahmt und ausgestellt werden können, und in groben Zügen auf die unterschiedlichen Effekte der einzelnen Kameras einzugehen.

4.4.1 Die Größe spielt eine Rolle

Die Größe eines Bildes hat einen entscheidenden Einfluss darauf, wie es wahrgenommen wird. Bei kleineren Fotos ist die Beziehung zwischen Bild und Betrachtern intimer, weil man sie meistens in die Hand nehmen muss, um sie besser anschauen zu können. Große Bilder sind zwar imposanter, wirken aber weniger intim als kleinere, weil sie eher aus einer gewissen Distanz betrachtet werden. Durch eine Verkleinerung oder Vergrößerung von Fotos lassen sich unterschiedliche Effekte erzielen.

Material
Für diese Übung brauchen Sie Fotos in verschiedenen Größen und mehrere Kameras. Eine Digitalkamera ist sinnvoll, da Sie damit Bilder in unterschiedlichen Größen machen können.

Einstimmung
Schauen Sie sich Fotos in verschiedenen Größen an und erörtern Sie, welchen Einfluss die Größe auf die Interaktion zwischen Bild und Betrachter hat. Findet die Diskussion im Rahmen einer Gruppenübung statt, beziehen Sie die Vorlieben der einzelnen Teilnehmer mit ein.

Übung
Eine Einzelperson oder die Gruppenmitglieder wählen ein Sujet aus, möglichst eins mit einer kleinteiligen Struktur, etwa ein filigranes Muster.

- Die Gruppenteilnehmer fotografieren dieses Objekt.
- Anschließend machen sie ein Foto von einem großen Objekt, beispielsweise von einem Baum, einem Haus oder einem Elefanten im Zoo.
- Anschließend fotografieren sie kleine Objekte: eine Blume, ein Blatt oder einen Fingerhut.
- Danach werden die Bilder bearbeitet. Wenn Sie eine Spiegelreflexkamera benutzen, können Sie über die Größe der Bilder entscheiden, wenn Sie den Film zum Entwickeln bringen. Eine Digitalkamera bietet mehr Möglichkeiten, da man die Größe der Bilder leicht manipulieren kann. Drucken Sie dasselbe Bild in verschiedenen Größen aus.

Ordnen Sie die Bilder nach Größe: klein, kleiner, am kleinsten; groß, größer, am größten.

Diskutieren Sie mit den Gruppenteilnehmern, welchen Einfluss die Größe auf die Beziehung zwischen Bild und Betrachter hat, und über ihre Vorlieben. Sie können das Thema erweitern und untersuchen, wie es sich auswirkt, wenn mit der Kamera «Dinge auf eine bestimmte Größe geschrumpft werden», um Erfahrungen zu manipulieren und unterschiedliche Perspektiven zu ermöglichen.

Erweiterte Übung
Diese Übung ist nützlich, um auszuprobieren, welche Effekte mit Filmen unterschiedlicher Art oder mit verschiedenen Kameras erzielt werden können. Eine Digitalkamera ist hierfür gut geeignet. Sie können Bilder auf den Computer überspielen und mit entsprechenden Programmen, die im Lieferumfang vieler Kameras inbegriffen sind, bearbeiten und so unterschiedliche Effekte erzielen. Das geht in der Regel ziemlich leicht. Sie können beispielsweise per Knopfdruck aus einem Farbfoto ein Schwarz-Weiß-Foto, ein Sepia-Foto oder ein impressionistisches Gemälde machen.

Mit Schwarz-Weiß- oder Sepia-Bildern von ultramodernen Gebäuden oder technischen Konstruktionen lassen sich manchmal besonders reizvolle Effekte erzielen.

4.4.2
Im Rahmen

Die vorigen Übungen haben sich mit der Frage befasst, wie man beim Fotografieren unterschiedliche Effekte erzielen kann. Bei den folgenden Übungen geht es um den Einfluss, den Präsentation und Umrahmung auf die Wahrnehmung von Bildern haben.

4.4.3
Ein flüchtiger Blick

Diese Übung zeigt, wie Rahmen und Komposition die Wahrnehmung von Bildern beeinflussen.

Material
Rahmen aus Karton in unterschiedlicher Größe, Farbe, Stifte

Einstimmung
Jeder Teilnehmer wählt ein Bild aus. Die Gruppenteilnehmer arbeiten mit unterschiedlich großen Rahmen aus Karton und wählen einen bestimmten Aspekt des Bildes aus. Überprüfen Sie mit der Gruppe, wie die Komposition eines Bildes dessen Wahrnehmung beeinflusst und wie der Fotograf dies nutzen kann, um einzelne Aspekte hervorzuheben, die ihm wichtig sind.

Übung
Die Gruppenteilnehmer suchen sich eins ihrer Fotos aus, fertigen aus Karton und den anderen Arbeitsmaterialien gemeinsam einen Rahmen, der das Bild ergänzt, und wählen einen bestimmten Aspekt des Bildes aus, etwa eine Farbe oder Oberfläche.

Am Ende der Sitzung lassen Sie die Gruppenteilnehmer begründen, warum sie ihr Bild so und nicht anders präsentieren.

Erweiterte Übung
«Umdeutung einer Situation» ist eine Übung, die sich gut für die Einzelarbeit eignet. Bitten Sie den Klienten, ein Bild auszuwählen, das ein Problem repräsentiert, das ihn gerade beschäftigt. Verwenden Sie ein Stück Karton und spielen Sie

gemeinsam mit dem Klienten verschiedene Möglichkeiten durch, einzelne Aspekte des Bildes zu fokussieren und zu isolieren. Diskutieren Sie anschließend verschiedene Möglichkeiten, die dargestellte Situation wahrzunehmen, und versuchen Sie dann, sie gemeinsam umzudeuten.

4.4.4
3-D-Bilder

Bei dieser Übung geht es darum, aus einem flachen zweidimensionalen Bild ein dreidimensionales Objekt zu machen. Die Gruppenteilnehmer sollen erkennen, wie es gelingt, durch unterschiedliche Präsentation die Besonderheiten der Bilder hervorzuheben. Darüber hinaus stärkt die Übung den Zusammenhalt der Gruppe, weil die Gruppenteilnehmer die Aufgabe gemeinsam lösen müssen.

Material
Fotoausrüstung, Pappschachteln, Klebstoff, kunsthandwerkliche Grundlagenmaterialien

Einstimmung
Die Gruppenteilnehmer gehen in ihrem Arbeitsraum umher und betrachten ihn von verschiedenen Standorten aus unterschiedlichen Blickwinkeln. Je nach körperlicher Verfassung können sie sich auf den Boden legen und die Decke betrachten, sich hinsetzen, hinstellen oder hinhocken, um den Raum aus möglichst vielen verschiedenen Perspektiven wahrzunehmen.

Übung
Die Aufgabe der Gruppenmitglieder besteht darin, ihren Arbeitsraum fotografisch dreidimensional darzustellen. Sie haben Zugang zu einer kleinen Pappschachtel, um die Fotos beim Aufziehen zu stabilisieren. Sie können den Innenraum fotografieren, aber sie müssen auch den Außenraum mit einbeziehen: die Außenwände, die Fensterrahmen.

Im Anschluss an die Übung diskutieren Sie das Endergebnis und den Prozess des Fotografierens. Was ist es für ein Gefühl, ein normalerweise zweidimensional dargestelltes Objekt dreidimensional wahrzunehmen?

Erweiterte Übung
Stellen Sie der Gruppe die Aufgabe, fotografisch eine dreidimensionale Skulptur zu schaffen. Machen Sie einen Rahmen aus Pappe, der die Bilder zusätzlich stabilisiert. Nehmen Sie sich Zeit, um die Frage zu erörtern, wie es sich auf die Wahrnehmung von und den Umgang mit Bildern auswirkt, wenn sie auf diese Art und Weise präsentiert werden.

4.4.5
Aufgehängt!

Bei dieser Übung, die Spaß macht, wird die Komposition auf die Spitze getrieben. Die Übung ist für Gruppen bestimmt, deren Mitglieder vornehmlich junge Leute sind. Stellen Sie der Gruppe die Aufgabe, Kleidungsstücke zu fotografieren, die sie draußen auf der Leine trocknen.

Material
Wäscheleine, Wäscheklammern, verschiedene Bilder, Fotoausrüstung (Sofortbildkameras sind ideal, weil die Bilder sofort verfügbar sind)

Einstimmung
Bringen Sie eine Wäscheleine und Wäscheklammern mit. Befestigen Sie jedes Bild von einem Kleidungsstück, das die Gruppenteilnehmer Ihnen bringen, mit einer Wäscheklammer an der Leine.

Übung
Die Gruppenteilnehmer stellen sich vor, die Wäscheleine sei eine Seilbrücke, die über eine Schlucht führt, und tun so, als würden sie versuchen, sich am Seil auf die andere Seite zu hangeln. Sie posieren der Reihe nach und fotografieren sich dabei. Entwickeln Sie die Fotos und fixieren Sie sie mit Klebeband, um ein aktionsreiches Ergebnis zu dokumentieren.

5 Bilder als Tor zum Reich der Fantasie

Mit einer Kamera halte ich den Schlüssel zu einer Welt kreativer Möglichkeiten in der Hand. (Gruppenteilnehmer)

Dieses Kapitel zeigt auf, wie die Fotografie mit anderen künstlerischen Tätigkeiten – Schreiben, Malen, Zeichnen und Musik – kombiniert werden kann. Die Fotografie regt die Kreativität und Fantasie an und ermöglicht zugleich die Dokumentation des schöpferischen Prozesses. Die Übungen bieten den Teilnehmern:

- ein Ventil für ihr Ausdrucksbedürfnis
- eine Gelegenheit, ihre Entscheidungsfähigkeit zu trainieren
- eine Möglichkeit, andere kreative Medien kennenzulernen
- ein konkretes Endprodukt
- ein Medium, mit dem sie spielerisch umgehen können
- eine Möglichkeit, ihre Fantasie zu entwickeln und zu trainieren.

Dieser Ansatz stärkt das Selbstwertgefühl und fördert das Wohlbefinden, die geistige Flexibilität und die Fähigkeit, Probleme auf schöpferische Art zu lösen. Die Kombination der Fotografie mit anderen künstlerischen Medien erlaubt es den Teilnehmern, auszuprobieren, zu experimentieren und, vor allen Dingen, Fehler zu machen. Sobald die Teilnehmer sich sicher genug fühlen, ihre schöpferische Begabung auf diese Art und Weise zu erproben, werden sie sie nach und nach auch auf andere Bereiche außerhalb der Gruppe übertragen. Der Erkenntnis folgend, dass die Fantasie beflügelt wird, wenn die Teilnehmer ihre Hemmung verlieren und Spaß haben, steht der spielerisch-schöpferische Umgang mit der Kamera im Vordergrund.

Die Fotografie hat den Vorteil, dass sie sehr leicht zugänglich ist. Für viele Menschen gehört das Fotografieren zum Alltag, deshalb erscheint es ihnen weit weniger bedrohlich als ein Bild zu malen oder ein Musikinstrument zu spielen. Mit der Fotografie zu beginnen ist sinnvoll, weil sie langsam an den kreativen

Prozess heranführt. Je vertrauter die Gruppenteilnehmer mit diesem Prozess werden, desto eher sind sie bereit, sich auch an andere künstlerische Medien heranzuwagen.

Deswegen setzen einige Moderatoren diese Übungen gern zu Anfang in der Gruppenarbeit ein, um die Fotografie zur Selbsterforschung zu nutzen. Andere integrieren die Ideen in laufende Gruppen oder nutzen die Übungen zur Gruppenentwicklung oder im Bereich der generationenübergreifenden Arbeit.

5.1 Künstlerische Arbeit

5.1.1 Das Bild im Bild

Diese Übung trainiert die Fantasie und den schöpferischen Umgang mit der Kamera.

Material
Für diese Übung brauchen Sie: Kopien von Bildern von Escher[3] oder von optischen Täuschungen, Fotoausrüstung.

Einstimmung
Zeigen Sie der Gruppe Bilder von optischen Täuschungen oder «unmögliche Bilder». Die Arbeiten von Escher sind ein guter Ausgangspunkt, denn sie animieren den Betrachter, die Bilder mehrmals anzuschauen oder in den Bildern weitere Bilder zu entdecken.

Übung
Nehmen Sie die Gruppe mit auf einen Spaziergang oder Ausflug. Suchen Sie zuerst nach einem Ort, von dem aus alle die Wolken sehen können, und halten Sie Ausschau nach Wolken, die Ähnlichkeit mit Gesichtern oder Gegenständen haben. Appellieren Sie an die Fantasie der Teilnehmer und bitten Sie sie, solche Wolken zu fotografieren und aufzuschreiben, womit sie Ähnlichkeit haben. Während Sie den Spaziergang fortsetzen, suchen Sie nach Bildern in Bildern, etwa Baumwurzeln, die an Füße erinnern (**Abb. 5-1**), Felsen, die Ähnlichkeit mit Tieren haben oder verwachsene Bäume, die tanzenden Figuren gleichen (**Abb. 5-2**). Die Gruppe macht Fotos von diesen Objekten.

3 Maurits Cornelis Escher (1898–1972), holländischer Grafikkünstler, ist berühmt für seine oft von der Mathematik inspirierten Holzschnitte, Lithographien und Mezzotintos.

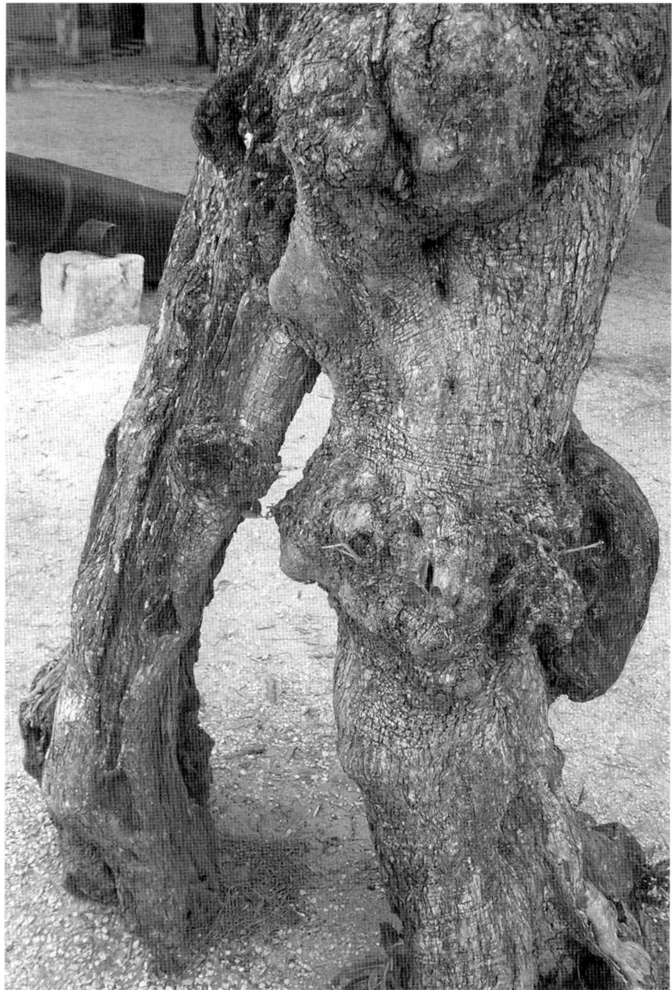

Abbildung 5-1: Straußenbeine.

Als wir auf unserem Spaziergang Ausschau nach Dingen hielten, die unsere Fantasie beflügelten, fanden wir diesen herrlichen Hydranten. Er sieht aus wie zwei Pferde, die aus einem Futterbeutel fressen (**Abb. 5-3**).

Nach dem Spaziergang oder in einer der nächsten Sitzungen zeigen die Gruppenteilnehmer ihre Bilder. Diskutieren Sie mit den Teilnehmern, wie sie die Übung fanden, was sie über die Fantasie gelernt haben und wie die Kamera die Wahrnehmung verändert.

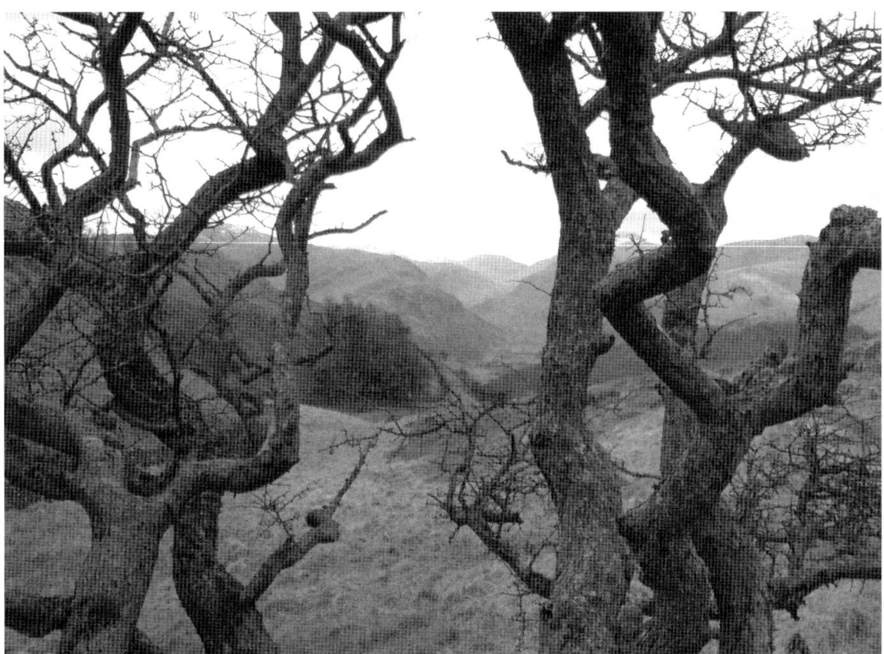

Abbildung 5-2: Tanzende Frauen.

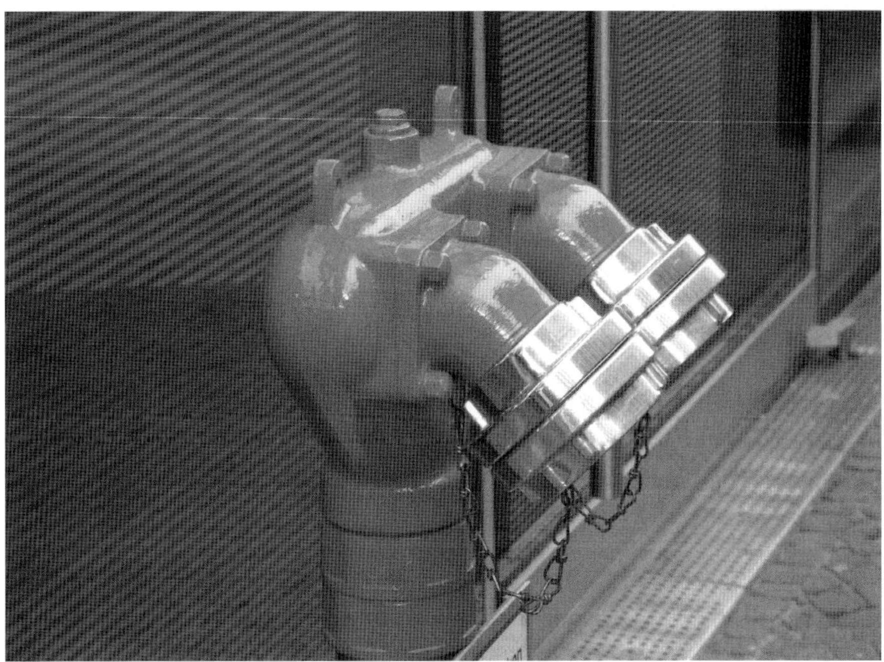

Abbildung 5-3: Zwei Pferde, die aus einem Futterbeutel fressen.

5.1.2
Mosaike aus Bildern

Fotomosaike erfreuen sich immer größerer Beliebtheit. Bei dieser Methode werden verschiedene Fotos zusammengefügt, so dass eine neue Komposition oder ein neues Bild entsteht.

Material
Internetzugang, Bilder oder Beispiele von Mosaiken, Fotoausrüstung

Einstimmung
Schauen Sie sich mit den Gruppenteilnehmern verschiedene Mosaike an. Dies können Sie auf einer der vielen hervorragenden Webseiten tun, oder – falls Sie in der Nähe wohnen – in einer der vielen Galerien, Kirchen und Gebäude, wo Mosaike aus verschiedenen Jahrhunderten zu sehen sind. Während Sie die Mosaike betrachten, achten Sie auf die Vielfalt der Kompositionen und Effekte, die durch die Kombination verschiedenfarbiger Elemente oder die Verwendung verschiedenfarbiger Fugenmörtel entstehen. Sprechen Sie mit den Gruppenteilnehmern über ihre Vorlieben und die Designs, mit denen sie experimentieren möchten.

Übung
Stellen Sie den Gruppenteilnehmern die Aufgabe, ein Bildermosaik zu machen. Am einfachsten und effektivsten ist es, beim Entwurf des Gesamtbildes mit einer Farbe zu arbeiten. Bitten Sie die Gruppenteilnehmer, Bilder in einem bestimmten Farbspektrum zu suchen oder zu fotografieren. Im einfachsten Fall kann ein Kontrast zwischen Schwarz-Weiß-Bildern und einer Farbe geschaffen werden. Sollen subtilere Effekte erzielt werden, wählen Sie bestimmte Farbtöne aus.

Die Gruppenteilnehmer sammeln die Bilder, stellen sie zusammen und kleben die Fotos auf Pappe auf.

Wenn Sie über eine Digitalkamera und einen Computer verfügen, brauchen Sie weniger Bilder, weil die Gruppenmitglieder ihre Fotos oder gescannten Bilder kopieren, einfügen und anschließend das Design mit einem der vielen Grafikprogramme manipulieren können.

Zum Schluss diskutiert die Gruppe die Übung. Ein Aspekt der Diskussion könnte die Kombination verschiedener Farben sein. Dieser Aspekt lässt sich auch auf Beziehungen übertragen: So kann die Anwesenheit bestimmter Personen bestimmte Eigenschaften (positive wie negative) eines Menschen zum Vorschein bringen.

Praxisreflexion

> *Ich habe einmal mit einer Kirchengruppe gearbeitet, deren Mitglieder zwischen 8 und 80 Jahre alt waren. Wir hatten uns Symbole der Hoffnung angeschaut, und so schien es nur natürlich, für die Kirchenfahne einen Regenbogen auszuwählen, der das Kernstück der Arbeit bildete.*

Ich hatte die Form auf Karton skizziert und an der Wand befestigt. Die Gruppenteilnehmer verbrachten das ganze Wochenende damit, Bilder zu suchen und zu fotografieren, die den Spektralfarben entsprachen. Die Detailtreue und die Geschicklichkeit waren frappierend. So hatten die Gruppenteilnehmer für den orangefarbenen Bereich am Anfang des Farbspektrums Bilder aus einer Kombination von Rot und Orange zusammengestellt, dann folgten Bilder in reinem orange und als Übergang zum nächsten Bereich Bilder in einer Mischung aus Orange und Gelb. Das Endergebnis war fantastisch; alle hatten ihr Bestes gegeben. Die Gruppenteilnehmer sagten, gute Beziehungen und Gemeinschaftsgeist hätten eine Zusammenarbeit ermöglicht, die sie hoffnungsvoll in die Zukunft blicken lasse.

5.1.3 Vergängliche Kunst

Vergängliche Kunst bietet einen sicheren Einstieg in die Arbeit mit kreativen Medien. Sie eignet sich besonders für Menschen, die nicht so gerne mit langlebigen Materialien wie Tinte oder Farbe arbeiten. Die Fotografie verschafft den Teilnehmern zusätzlich die Möglichkeit, das Endprodukt entspannt und ohne Druck auszuwählen und festzuhalten und so ganz nebenbei vergängliche Kunst in ein unvergänglicheres Produkt zu verwandeln.

Material
Eine Auswahl beliebiger Gegenstände, Fotoausrüstung

Einstimmung
Die Gruppenteilnehmer nehmen verschiedene Gegenstände – beispielsweise Schnüre, Spülschwämme, Büroklammern, Rollen mit Klebeband, Baumwolle, Strohhalme, alles, was gerade zur Hand ist – und versuchen, innerhalb einer vorgegebenen Zeit die Anordnung dieser Gegenstände so oft wie möglich zu verändern und zu fotografieren.

Übung
Die Gruppenmitglieder denken sich ein Thema aus. Hier einige Beispiele:

- Selbstportrait
- Geburtstag
- interessante Tiere
- die Natur

Die Gruppenteilnehmer machen aus den vorhandenen Gegenständen ein Bild, das für ein Thema steht. Je mehr Gegenstände sie haben, desto detaillierter ist das

Bild. Wenn die Gruppe groß ist, können mehrere Gruppenteilnehmer zusammen ein Bild machen. Sind sie mit dem Endergebnis zufrieden, wird es fotografiert.

Variante
Sie können den Prozess auch umkehren und den Gruppenteilnehmern ein Foto zeigen, das sie zu einem vergänglichen Kunstwerk inspiriert.

5.1.4 Bilderweiterung

Ein Bild ist immer nur ein Ausschnitt aus einem sehr viel größeren Bild, der am Rand des Fotos endet. Diese Übung animiert die Teilnehmer, über den Bilderrand hinaus zu sehen und das Bild zu erweitern.

Material
Fotos, die die Gruppenteilnehmer aufgenommen haben, einige Blatt Papier, Stifte, Farben, Malutensilien

Einstimmung
Die Gruppenmitglieder wählen ein Foto aus dem Familienalbum oder ein Foto aus, das sie kürzlich gemacht haben, und legen es auf ein Blatt Papier. Jetzt erweitern sie gedanklich die dargestellte Szene und versuchen, sich die Situation außerhalb des Bildes auszumalen.

Übung
Die Gruppenteilnehmer befestigen das Bild oder eine Kopie davon auf einem Blatt Papier der Größe A3. Von dem Foto als Mittelpunkt ausgehend erweitern sie das Bild mit den Utensilien, bis die ganze Seite ausgefüllt ist. Sie können entweder die ursprüngliche Situation wiederherstellen oder ihrer Fantasie freien Lauf lassen und das Blatt nach Herzenslust mit Dinosauriern, Fantasiegeschöpfen und exotischen Landschaften füllen; es gibt wirklich keine Grenzen.

5.1.5 Ein klassisches Gemälde bekommt einen modernen Look

Fotos überdauern oft die Zeit, weshalb Bilder aus der Vergangenheit auch in der Gegenwart interessant sind. Bei dieser Übung geht es darum, berühmten Gemälden einen modernen Look zu geben.

Material
Werbeanzeigen, Postkarten von Gemälden und Kunstwerken, Fotoausrüstung

Einstimmung
Werbekampagnen benutzen oft berühmte klassische Gemälde und verleihen ihnen mithilfe von Schauspielern und raffinierten Filmtechniken einen modernen Anstrich. Suchen Sie nach solchen Beispielen und zeigen Sie diese der Gruppe. Diskutieren Sie den Einfluss dieses Prozesses auf das Bild und stellen Sie fest, mit welchen Techniken die Werbefirmen gearbeitet und welche Effekte sie damit erzielt haben.

Übung
Die Gruppenteilnehmer blättern verschiedene Kunstbücher durch, wählen ein Bild aus, das sie nachstellen möchten und planen ihre Vorgehensweise. Entscheiden Sie, wer welche Rolle übernimmt und welche Requisiten, Kostüme und andere Materialien benötigt werden. In Läden von Wohltätigkeitsorganisationen findet man oft die entsprechende Kleidung. Die Gruppe stellt gemeinsam die Szene nach. Zu guter Letzt wird das Endergebnis fotografiert und neben dem Bild des Originalgemäldes eingerahmt.

Therapeutisches Schreiben
Bilder können sowohl Inspiration als auch Illustration sein für Gedichte und therapeutisches und/oder kreatives Schreiben (s. **Abb. 5-4**).

5.1.6 Gedichte fotografieren

Diese Übung ist so einfach wie effektiv und für alle Altersgruppen geeignet.

Material
Verschiedene Gedichtbände oder Kopien von ausgewählten Gedichten (entsprechende Vorschläge finden Sie unter «Übung»), Fotoausrüstung

Einstimmung
Die Gruppenteilnehmer blättern verschiedene Gedichtbände durch und wählen ihren Lieblingstext aus. Diskutieren Sie außergewöhnliche Strophen und erläutern Sie ihre Bedeutung.

Übung
Die Gruppenteilnehmer suchen sich ein Gedicht oder einen Text aus, auf das oder den sie ihre Fotografie ausrichten, indem sie Fotos machen, um die einzelnen Strophen zu illustrieren. Sie brauchen möglicherweise etwas Zeit, um zu planen

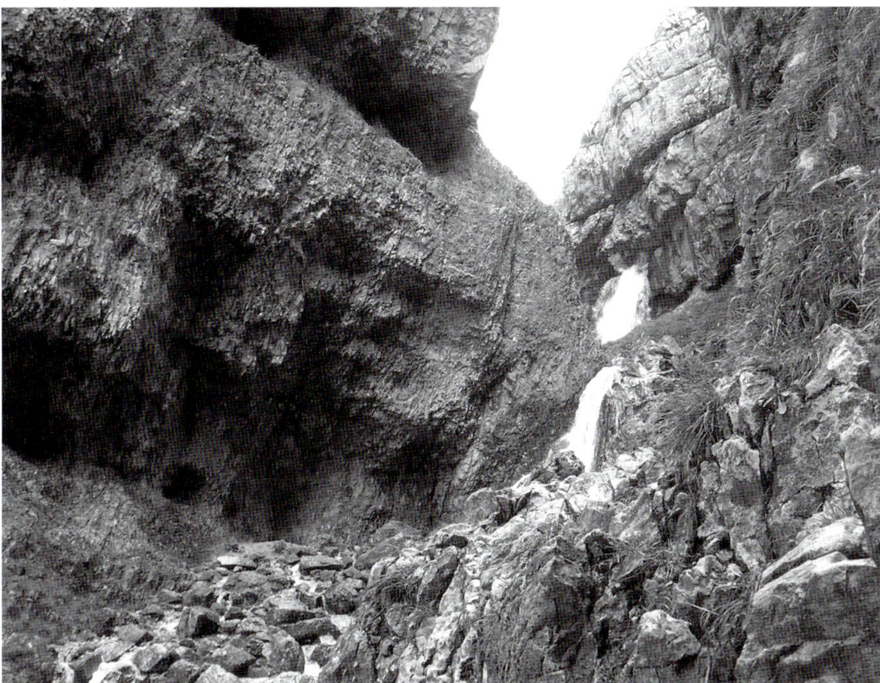

Abbildung 5-4: Das Monster. Ich verwende dieses Foto gern als Anregung für kreatives Schreiben. Ein Teilnehmer hat es mit in die Sitzung gebracht, weil man in dem Gestein auf der linken Seite viele Gesichter entdecken kann. Ich verdanke dem Bild viele interessante Geschichten.

und das Gedicht zu unterteilen, weil sie ein Bild oder mehrere Bilder für die einzelnen Strophen finden müssen. Dabei können sie die Strophen wörtlich auffassen und Objekte, Menschen oder Szenen fotografieren, die dem Text konkret entsprechen, oder sie bevorzugen einen abstrakteren Ansatz und machen Fotos, die eine Empfindung, einen Eindruck oder eine emotionale Reaktion auf den Text darstellen.

Die folgenden Gedichte sind besonders geeignet:

- *Warning* von Jenny Joseph
- *Daffodils* von William Wordsworth
- *Jabberwocky* von Lewis Carroll
- *The Road Not Taken* von Robert Frost (alle Gedichte s. Anhang 2, ab S. 191).

Wenn Sie diese Aktivität in einer Gruppe mit jüngeren Teilnehmern einsetzen, machen Sie ein Spiel daraus: Jede Person oder Gruppe zeigt ihre Bilder, und die anderen Teilnehmer versuchen, das Gedicht zu erraten.

Erweiterte Übung
Verwenden Sie eine Sitzung, um mit den Teilnehmern selbst ein Gedicht zu schreiben und zu illustrieren. Haben die Teilnehmer Zugang zu einem Computer, zeigen Sie ihnen, wie man Bilder als Kulisse oder zur Akzentuierung von Texten nutzen kann. Sie können den Prozess auch umkehren und ihnen ein Bild als Anregung für ein Gedicht oder einen Text geben.

5.1.7 Eine Geschichte in sechs Bildern

Diese Übung basiert auf *six-picture storymaking* (Lahad, 1992). Sie wird hier jedoch nicht zur Einschätzung, sondern zur Textstrukturierung verwendet. Sie kann sowohl in der Gruppenarbeit als auch in der Einzelberatung eingesetzt werden.

Material
Fotos oder Bilder (aus Büchern und Zeitschriften), die Folgendes darstellen:

- Orte
- Gestalten (Menschen, Tiere oder Gegenstände)
- Träume, Ziele, Hoffnungen, Wünsche (Urlaubsfotos, Strände, Erfolg, Karriere)
- Hindernisse oder Barrieren, die Menschen behindern
- Menschen, die helfen können (Pflegefachfrau, Freund)

Die Beschaffung solcher Bilder ist schon eine Übung für sich. Außerdem brauchen Sie Papier, Stifte und eine Fotoausrüstung.

Einstimmung
Diskutieren Sie, was eine gute Geschichte ausmacht. Fragen Sie die Gruppenteilnehmer nach den Komponenten bestimmter Geschichten oder Literaturgattungen (Protagonist/Protagonistin, Ziel, Hindernis, Lösung).

Das Spiel «Fortsetzungsgeschichte» kann helfen, die Diskussion über dieses Thema in Gang zu bringen. Jeder Teilnehmer schreibt oben auf ein Blatt Papier den Namen eines Protagonisten und einen Satz, der ihn beschreibt. Nach einer vom Begleiter festgelegten Zeit falten alle das Papier einmal und geben das Blatt nach rechts weiter. Das Ganze wird nach folgendem Muster wiederholt:

- eine männliche Hauptfigur und ein kurzer Satz, der ihn beschreibt
- eine weibliche Hauptfigur und ein kurzer Satz, der sie beschreibt

- der Ort, an dem sie sich begegnet sind
- die Jahreszeit und die Tages- oder Nachtzeit
- was der Mann zu der Frau sagt
- was die Frau zu dem Mann sagt
- das Ende.

Danach werden die Blätter entfaltet und die Geschichten vorgelesen. Auf diese Art und Weise lernen die Gruppenteilnehmer spielerisch die Komponenten einer einfachen Geschichte kennen (Figuren, Ort, Zeit, Dialog, Ende).

Übung
Es gibt verschiedene Möglichkeiten, diese Übung durchzuführen. Sie können der Gruppe die Aufgabe stellen, mithilfe der unter «Material» aufgelisteten Bilder Themen zu entwickeln.

Oder, falls Sie diese für eine Gruppenübung verwenden, können Sie die Bilder für die Gruppenteilnehmer zusammenstellen.

In beiden Fällen werden die zu den Themen passenden Fotos mit der Vorderseite nach unten gestapelt, so dass die Teilnehmer die Bilder nicht sehen können.

Anschließend lassen Sie sie aus jedem Stapel ein Bild ziehen und die gezogenen Bilder nach folgendem Schema ordnen.

Bild von einem Ort	Bild von einer Gestalt	Bild von einem Traum oder einer Hoffnung
Bild von einem Hindernis	Bild von einem Helfer	Lücke

Die Teilnehmer denken sich anhand der Bilder eine Geschichte aus. Das letzte Feld ist für das Ende vorgesehen. Sobald sich die Teilnehmer darauf geeinigt haben, machen sie ein Foto, das das Ende entweder konkret oder im übertragenen Sinn darstellt.

Verarbeiten Sie den Text und die Bilder zu einer bebilderten Geschichte, die Sie entweder in der folgenden Sitzung verteilen oder im Rahmen einer kleinen Ausstellung unter dem Titel «Worte und Bilder» präsentieren.

5.1.8 Verborgene Geschichten: Die Geschichte hinter dem Foto

Die meisten Menschen kennen gewisse «ikonenhafte» Fotos: der Seemann am Ende des Zweiten Weltkriegs, der seine Liebste umarmt; das vietnamesische Kind, das auf der Flucht vor dem Geschützfeuer auf die Kamera zuläuft. Bei dieser Übung geht es darum, die Geschichte hinter dem Bild zu erzählen.

Material
Eine Auswahl an Fotografiebänden, Fotoausrüstung

Einstimmung
Zeigen Sie den Gruppenteilnehmern einige «ikonenhafte Bilder». Diese finden Sie entweder in Fotobänden in der örtlichen Bibliothek oder im Internet. Die Gruppenteilnehmer machen sich Gedanken zu ihren Reaktionen auf die Bilder und zu den Assoziationen, die sie hervorrufen.

Übung
Die Teilnehmer wählen ein Bild aus und beantworten folgenden Fragen:

- Wer hat das Foto aufgenommen?
- Wie hieß er oder sie und warum hat er/sie sich an dem Ort aufgehalten?
- Was hat sie/ihn motiviert, dieses Foto aufzunehmen?
- War die Aufnahme geplant oder wurde sie spontan gemacht?
- Wie hat er/sie sich gefühlt, nachdem er auf den Auslöser gedrückt hat?
- Welche Botschaft wollte er/sie der Welt mit dem Bild übermitteln?
- Warum wollte er/sie der Welt diese Botschaft übermitteln?
- Wo ist der Fotograf/die Fotografin jetzt?

Anhand dieser Antworten denken sich die Gruppenteilnehmer zu dem Bild eine Geschichte aus, die der Fotograf oder die Fotografin ihrer Ansicht nach erzählen will. Am Ende der Sitzung werden die Geschichten vorgetragen. Erörtern Sie, wie die Geschichten sich je nach Perspektive verändern und ob ein Foto immer die «Wahrheit» wiedergibt.

Erweiterte Übung
Die Gruppenteilnehmer führen ein fiktives Gespräch mit der Person/den Personen auf dem Foto.

- Was ist ihre Geschichte?
- Was ist danach passiert?

Sie können das Bild aber auch als Ende oder Anfang einer Geschichte betrachten und sich dazu einen entsprechenden Text ausdenken.

Die Präsentation des Endergebnisses ist am eindrucksvollsten, wenn der Text über dem Bild einkopiert wird. Steht kein Computer zur Verfügung, schreiben Sie den Text auf Azetat und befestigen Sie ihn über dem Bild.

5.1.9 Bilder als Charakterstudien

Fotos bieten eine Fülle von Anregungen für schriftliche Texte, besonders wenn es um die Erfindung und Entwicklung von Charakteren geht. Bilder sind sehr ausdrucksvoll und daher eine gute Textvorlage.

Material
Zeitschriften, Bildbände, Postkarten, auf denen Menschen abgebildete sind, oder Portraits

Einstimmung
Die Gruppenmitglieder blättern eine Zeitschrift oder einen Fotoband durch und wählen ein Bild von einer Person aus, die unbekannt ist oder nicht im Blickpunkt der Öffentlichkeit steht. Dann suchen sie nur anhand dieses Bildes einen Namen für die Person aus und beschreiben sie in drei Sätzen. Wenn alle fertig sind, werden die Ergebnisse vorgelesen.

Übung
Die Gruppenteilnehmer wählen ein Bild aus und machen sich anhand folgender Vorgaben Notizen:

- Name der Person
- die Zeit, in der sie lebte
- Name ihres besten Freundes oder ihrer besten Freundin
- ihre Lieblingsspeise
- was sie zum Frühstück zu sich genommen hat
- ihre Träume oder Hoffnungen und Wünsche.

Anschließend denken sie sich eine Geschichte zu dieser Person aus.

Erweiterte Übung
Sie können die Übung mit Fotos von Menschen aus verschiedenen Epochen erweitern. Zeigen Sie mehrere Bilder und lassen Sie Menschen eines Zeitalters zu Menschen eines anderen Zeitalters sprechen. Oder Sie wählen ein Bild von einer Person in einer bestimmten Umgebung aus, verfrachten Sie sie in eine andere Umgebung und lassen Sie ihre Reaktion beschreiben.

5.1.10 Geschichten erzählen in der Gruppe

Diese spielerische Übung fördert die Interaktion zwischen den Gruppenteilnehmern. Sie regt ihre Fantasie an und animiert sie, sich gegenseitig Geschichten zu erzählen. Sie ist besonders geeignet, wenn es darum geht, die Teamarbeit zu verbessern und kreative Problemlösungsansätze zu unterstützen. Die Gruppenteilnehmer werden vor der Übung gebeten, beliebige Fotos von drei verschiedenen Gegenständen mitzubringen.

Material
Die Gruppenteilnehmer bringen drei beliebige Fotos von drei verschiedenen Gegenständen mit in die Sitzung.

Einstimmung
Lassen Sie die Gruppenteilnehmer zunächst eine Geschichte erfinden. Zu diesem Zweck setzen sie sich im Kreis zusammen. Der Moderator macht den Anfang mit dem ersten Satz. Ein Gruppenteilnehmer fügt einen zweiten Satz hinzu, in dem etwas Gutes geschieht, der Nächste fügt einen Satz an, in dem aber etwas schiefläuft. Nach diesem Muster wird eine Geschichte konstruiert. Der Prozess wird so lange fortgesetzt, bis der Gruppe die Ideen ausgehen.

Übung
Die Gruppenmitglieder legen ihre Fotos in einen Stapel mit der Vorderseite nach unten übereinander, anschließend werden sie gemischt, und jeder wählt ein Bild aus. Die Gruppe hat nun die Aufgabe, eine Geschichte auszudenken, die alle Bilder mit einbezieht.

Erweiterte Übung
Bringen Sie Karten mit Texten unterschiedlicher Stilrichtungen mit: Western, Liebesgeschichte, Komödie, Drama, Superheld, Disney. Die Gruppe zieht eine Karte und denkt sich eine Geschichte im jeweiligen Stil aus.

Praxisreflexion

> *Diese Übung hat den Vorteil, dass es eine Gemeinschaftsaufgabe ist, die nicht nur von einer Person abhängig ist. Sie ist geeignet für alle Altersgruppen und für Gruppen unterschiedlichster Art. Ich habe diese Übung mit jungen Leuten, Menschen mit Demenz, älteren Erwachsenen und Menschen mit psychischen Problemen eingesetzt; auch mit Personal und Betreuern habe ich sie eingesetzt.*
>
> *In einem unvergesslichen Fall habe ich mit einer Gruppe bezahlter Betreuer aus der stationären Krankenhauspflege gearbeitet. Wir begannen mit der*

Übung, und die Geschichte begann sich zu entwickeln, aber die Gruppe hatte Schwierigkeiten, positive Aussagen zu formulieren. Die Teilnehmer arbeiteten alle auf der gleichen Station und überlegten, die Stimmung dort sei schon so lange so schlecht, dass sie wohl an gar nichts Gutes oder Positives mehr denken könnten. Sie waren schockiert darüber. Ich bat die Gruppenteilnehmer, zur nächsten Sitzung Bilder mitzubringen, die positive Assoziationen weckten: Fotos von lachenden Gesichtern, Sonnenaufgängen, strahlendem Wetter. Zur Einstimmung auf die Sitzung dachten wir uns zu den Fotos eine Geschichte aus. Am Anfang hatten die Teilnehmer noch Probleme, aber im Laufe der Zeit ging es immer besser. Ein Gruppenteilnehmer schlug vor, die Übung als Personalentwicklungsmaßnahme in die Übergabe zu integrieren, und ich bestärkte die Gruppe darin.

Einige Monate später traf ich eine Mitarbeiterin von einer dieser Stationen in einer anderen Gruppe wieder. Sie erzählte mir, anfangs habe es Widerstand von den Kollegen gegeben, als sie ihnen von dieser Übung erzählten. Aber sie hätten nicht aufgegeben. Am Anfang hätten sie für die Übung Fotos oder Themen benutzt und in letzter Zeit hatten sie Patienten in den Mittelpunkt gestellt. Doch anstatt fiktiv über sie zu sprechen, hätten sie versucht, positive Aussagen im Zusammenhang mit beobachteten Veränderungen zu formulieren. Sie sagte, der Erfolg sei überwältigend gewesen. Es war, als hätten die Mitarbeiter gelernt, Situationen anders wahrzunehmen. Negativität und schlechte Stimmung gebe es noch dann und wann, aber die Atmosphäre auf der Station habe sich insgesamt deutlich verbessert. Dies mache sie zu einem Ort, an dem man gern arbeitet.

5.1.11 Aufführung von Bildern

In der Gruppe Geschichten zu erzählen, kann auch die Grundlage für schauspielerische Betätigungen bilden. Ich habe die folgende Übung bei Menschen mit Demenz und bei Gruppenteilnehmern mit Lernstörungen eingesetzt, um sie als Einzelpersonen mit einzubeziehen und ihre Konzentrationsfähigkeit zu verbessern.

Material und Vorbereitung

Suchen Sie eine Geschichte oder ein Gedicht aus, das sich gut mit Bildern illustrieren lässt (dies könnte die Erweiterung einer der vorigen Übungen sein). Die Geschichte oder das Gedicht sollte nicht zu lang sein. Falls Sie sich für ein Gedicht entscheiden, sind Wiederholungen von Vorteil, wie etwa in dem Gedicht *The Twelve Days of Christmas* (s. Anhang 2, S. 200), das ideal für den Einstieg geeignet ist. Fotokopieren Sie die Bilder und vergrößern Sie sie auf A3-Format. Dann kleben Sie sie auf Pappe oder festes Papier und rollen eine Zeitung so eng auf, dass ein Stiel entsteht, mit dem das aufgeklebte Foto durch die Luft geschwenkt werden kann. Für diese Vorbereitungen können Sie eine ganze Sitzung ansetzen.

Einstimmung
Schauen Sie zunächst verschiedene Bilder an. Sprechen Sie mit den Teilnehmern über die Bilder und fragen Sie sie beispielsweise, wer die Personen sind oder um welche Orte es sich handelt. Bitten Sie jeden Teilnehmer, ein Bild auszuwählen und kurz zu begründen, warum er sich gerade dieses Bild ausgesucht hat.

Übung
Lesen Sie die Geschichte oder das Gedicht einmal vor und sagen Sie, zu welcher Stelle die einzelnen Bilder passen. Während Sie die Geschichte oder das Gedicht zum zweiten Mal vorlesen, müssen die Gruppenteilnehmer auf ihr Stichwort achten und ihr Bild an der entsprechenden Stelle durch die Luft schwenken. Bei dieser Übung geht es um gegenseitige Unterstützung, und deshalb ist es völlig unerheblich, wenn die Teilnehmer ihr Bild zum falschen Zeitpunkt durch die Luft schwenken – das erhöht sogar den Spaßfaktor. Um die Übung weiterzuentwickeln, können Sie improvisieren: Die Gruppenteilnehmer müssen ihr Bild nicht nur durch die Luft schwenken, sondern zu dessen Erläuterung einen Dialog, einen Satz oder ein Wort hinzufügen.

5.1.12 Superfähigkeiten …

Bei dieser Übung sollen die Teilnehmer ihre Fantasie nutzen und diverse Alltagsgegenstände zu Hilfsmitteln für einen Superhelden des 21. Jahrhunderts verwandeln. Diese dienen später als Anregung für eine schriftliche Übung. Auch diese Übung lässt sich gut in vielen verschiedenen Gruppen einsetzen, besonders jedoch mit jungen Leuten und Kindern.

Material
Cartoons aus Comic-Heften, Bilder von Superhelden, Fotoausrüstung

Einstimmung
Die Gruppe schaut sich Bilder von Superhelden an. Figuren aus dem Marvel Comicstrip wären gut geeignet, wie zum Beispiel Superman, Wonder Woman, Spiderman und The Fantastic Four (Die Fantastischen Vier). Die Gruppenteilnehmer suchen sich einen Superhelden aus, der sie gerne wären, und begründen kurz ihre Wahl. Sprechen Sie über die Superfähigkeiten der einzelnen Figuren und

über ihre Hilfsmittel, wie etwa das Wahrheitslasso, den Flugumhang, den Tarnmantel.

Übung
Die Gruppenteilnehmer sollen Gegenstände suchen und fotografieren, die Superhelden des 21. Jahrhunderts brauchen, die Fähigkeiten der Superhelden beschreiben und begründen, warum sie diese brauchen. Danach sollen sie das Thema weiterentwickeln und eine Figur näher beschreiben. Als Alternative dazu kann die Gruppe selbst einen Comicstrip erfinden und die Gegenstände in die Handlung einbauen. Als ich diese Gruppenaktivität eingesetzt habe, haben die Teilnehmer ihre Bilder in die Mitte des Raumes gebracht, ohne zu sagen, was das Besondere an diesen Gegenständen war. Die anderen Teilnehmer haben versucht herauszufinden, welche Superfähigkeiten in ihnen steckten.

Praxisreflexion

> *Einmal haben wir die Fotografie bei jungen Leuten aus einem innerstädtischen Jugendclub eingesetzt. Die jungen Leute hatten sich das Thema Tyrannisieren ausgesucht, weil einige von ihnen in der Schule schikaniert wurden. Anfangs überlegten sie, welcher Superheld in die Schule kommen und ihnen helfen könnte, einige der Schikanen, denen sie in der Schule ausgesetzt waren, zu überwinden. Die Kinder beschrieben, wie dieser Superheld aussehen sollte, und fotografierten sich gegenseitig in den typischen «Superhelden»-Posen. Dann kamen die Hilfsmittel des Superhelden zur Sprache. Ein Kind schlug einen Neutralisator für unflätige Sprache vor. Die Gruppe sammelte Vorschläge, wie dieser aussehen sollte, und beschrieb seine Form und Funktion. Die Kinder meinten, am besten wären «Ohrenschützer», die Sprache neutralisieren können. Wir haben die Ohrenschützer konstruiert und das Endergebnis fotografiert. Zum Schluss hat jedes Kind ein Bild mitgenommen. In einer späteren Sitzung erzählten einige Kinder, wie sie selbst solche Hilfsmittel mit Superfähigkeiten entwickelt, die Bilder stets bei sich getragen und sich dadurch stärker gefühlt haben. Dies habe ihnen geholfen, besonders schwierige Situationen zu meistern.*

5.1.13
Fotografie und Musik

Bei dieser Übung können die Gruppenteilnehmer den Zusammenhang zwischen Musik und anderen Kunstformen entdecken. Sie machen die Erfahrung, dass nicht nur Bilder Geschichten erzählen, sondern auch Partituren, und dass sie dies mithilfe des fotografischen Prozesses sichtbar machen können.

Material
Verschiedene Musikstücke, zum Beispiel *Der Karneval der Tiere* (Le carnaval des animaux; Camille Saint-Saëns), *Danse macabre* (Camille Saint-Saëns), *Scheherazade* (Nikolai Rimsky-Korsakow), *Toxic* (Britney Spears), *Feelin' Good* (Anthony Newley, Leslie Bricusse), *Die Fingalshöhle* (besser bekannt unter dem Titel *Die Hebriden;* Felix Mendelssohn Bartholdy), *Lady Madonna* (The Beatles), *Eleanor Rigby* (The Beatles); Fotoausrüstung

Einstimmung
Die Gruppe hört sich ein Musikstück an: Als Einstieg eignen sich *Eleanor Rigby* oder *Lady Madonna* von den Beatles. Erörtern Sie, welche Geschichte die Musik erzählt und welche Bilder dabei in den Köpfen der Zuhörer entstehen. Tauschen Sie die Gedanken aus und vergleichen Sie die Bilder.

Übung
Wählen Sie ein anderes Musikstück aus (s. die Liste der vorgeschlagenen Titel). Die Teilnehmer hören es sich zweimal an. Beim ersten Mal sollen sie ein Gefühl für das Stück als Ganzes bekommen und beim zweiten Mal mit geschlossenen Augen zuhören und auf die Bilder achten, die auftauchen.

Wenn die Gruppenmitglieder Schwierigkeiten damit haben, geben Sie ihnen Fragen vor, an denen sie sich orientieren können:

- Tauchen irgendwelche besonderen Farben auf?
- Weckt die Musik Erinnerungen an eine bestimmte Jahreszeit, einen Geruch oder ein Aroma?
- Weckt sie Erinnerungen an einen Ort?
- Erzählt sie eine Geschichte?

Die Gruppenteilnehmer öffnen die Augen und halten einige ihrer Gedanken und Eindrücke auf Papier fest. Die Übung soll die Gruppenteilnehmer animieren, mit ihrer Kamera Bilder zu machen, die die Musik oder ihre Reaktionen auf die Musik illustrieren. Sie müssen sich überlegen, wie sie die Bilder am besten präsentieren können: als Diavorführung oder im Rahmen einer Computer-Präsentation. Sie müssen entscheiden, ob die Bilder als Fries, der die Geschichte erzählt, am besten zur Geltung kommen, oder ob eine andere Form besser geeignet ist.

Am Ende der Sitzung tauschen die Gruppenmitglieder alle Geschichten und Bilder untereinander aus.

Variante
Die Übung eignet sich auch als Gemeinschaftsaufgabe. In diesem Fall müssen die Gruppenteilnehmer «gemeinsam die Geschichte finden».

5.1.14
Klanglandschaft

Diese Übung ist die Umkehrung der vorigen, denn hier soll mithilfe von Bildern eine Klanglandschaft geschaffen werden. Die Übung lässt sich auch als Grundlage für eine schauspielerische Beschäftigung nutzen.

Material
Video- oder DVD-Rekorder und eine Auswahl von Video-/DVD-Bildermaterial, Tonband und Tonbandgerät.

Einstimmung
Die Gruppenteilnehmer schauen sich einen kurzen Videofilm ohne Ton an und denken sich zu den bewegten Bildern eine Geschichte mit Dialogen aus. Spielen Sie den Videofilm noch einmal ab und bitten Sie die Gruppenteilnehmer, ihren Text dazu vorzulesen. Zu guter Letzt spielen Sie den Film noch einmal ab und vergleichen den Originaltext mit dem der Gruppenteilnehmer. Sind sie überrascht? Weicht ihre Geschichte deutlich vom Original ab?

Übung
Die Gruppenteilnehmer suchen sich aus einer Reihe von Bildern eins aus und versuchen, sich kurz in die dargestellte Situation hineinzuversetzen. Anschließend setzen sie sich mit folgenden Fragen auseinander:

- Wo ist ihre Position im Bild?
- Wen unterstützen sie?
- Was sehen sie?
- Was denken sie?
- Nehmen sie irgendwelche Gerüche und Aromen wahr?
- Beschaffenheit, Substanz, Gewebe?
- Was hören sie?
- Gibt es Hintergrundgeräusche?
- Hören sie Musik, Gelächter, Stimmen?
- Falls sie Stimmen wahrnehmen, was sagen diese?

Zum Schluss versuchen die Gruppenteilnehmer nach Vorgabe des Fotos, ihre Ideen und Bilder zum Leben zu erwecken und ihre Geschichte mit Geräuschen, Dialogen und Musik zu unterlegen. Zeichnen Sie den Prozess mit dem Tonbandgerät auf, so dass aus dem Bild schließlich Aktionskunst (Performance Art) wird.

Praxisreflexion

> *Ich war einmal Zeuge eines Stücks Aktionspoesie von Menschen mit Demenz, die von einem Kunsttherapeuten unterstützt wurden. Die Gruppe war fotografiert worden, während sie an einer kreativen Übung teilnahm, und hatte ihr Einverständnis gegeben, dass alles, was dabei gesagt wurde, aufgezeichnet wurde. Die Gruppenteilnehmer und der Kunsttherapeut versuchten anschließend, die Fotos den Texten zuzuordnen, und Mitglieder der Gruppe hatten ein Musikstück ausgewählt. Das Ergebnis war bemerkenswert. Die Fotos wurden auf eine Wand projiziert, und die Gruppenmitglieder lasen reihum Texte vor. Der wohl bewegendste Teil kam jedoch zum Schluss, als die Musik erklang und die Fotos nacheinander auf die Wand projiziert wurden, fast als ob sie eine Antwort auf die feinen Melodien wären, so dass der Eindruck entstand, als würden die Bilder tanzen.*

Diese Kombination von Musik und Fotos hat eine so starke Wirkung, weil der Betrachter sie auf eine Art und Weise wahrnimmt und empfindet, die alle Sinne anspricht. Die größte Wirkung wird mit der Musik erzielt, wenn die Person ein Musikstück auswählt, das eine Stimmung oder eine Erinnerung wiedergibt, die den Prozess um eine weitere, eine emotionale Dimension ergänzt.

5.1.15 Weitere Ideen: Bilder und Stoff

Dank der technologischen Entwicklungen in den letzten Jahren lassen sich Fotos mit einem Computer, einem Scanner und einem Drucker relativ einfach auf Stoffe übertragen. Das Abziehpapier ist relativ preisgünstig in den meisten Computerläden erhältlich. Es wird auf die gleiche Weise benutzt wie beim Ausdrucken eines Bildes, das Sie zuvor in den Computer eingescannt haben, oder das Sie, falls Sie eine Digitalkamera benutzen, zuvor von Ihrer Kamera auf den PC überspielt haben. Nachdem Sie das Bild auf Abziehpapier gedruckt haben, müssen Sie es nur noch auf den Stoff oder das Kleidungsstück aufbügeln, das verschönert werden soll. Die Ergebnisse sind unmittelbar und von völlig anderer Qualität. Während ein Foto normalerweise flach und steif ist, nimmt es, so verwendet, die taktilen Qualitäten des Stoffes an, auf den es gedruckt wird. Damit eröffnen sich neue Möglichkeiten für die Herstellung von Textilien:

- Wandbehänge mit Einzelbildern, die die Gruppenteilnehmer aufgenommen haben. Die Bilder werden entweder zusammengenäht oder auf ein großes Stück Stoff gedruckt. Als Motive eignen sich: Jahreszeiten, Farben, Strukturen, Ansichten, Dinge, die eine besondere Bedeutung haben, oder Eindrücke von einem Spaziergang.

- eine Bild-Bettdecke
- Kissenbezüge mit einem Lieblingsbild in der Mitte, wo es gut erkennbar ist
- Decken als Erinnerung
- Die auf Stoff gedruckten Bilder können zu anderen Tätigkeiten anregen, etwa zum Nähen oder Sticken.

6 Bilder als Kommunikationsmittel

6.1 Evelyn

Evelyn kam auf der Station auf mich zu und hielt die Bilder fest umklammert: *«Genauso fühlt es sich an. Genauso fühlt es sich an.»*

Für Evelyn waren die Bilder ein Ventil, ein Ausdrucksmittel, das keiner Worte bedurfte. Sie musste sich nicht mehr selbst schneiden oder verletzen, um auszudrücken, wie schrecklich sie sich fühlte. Mir war Evelyns persönliche Not völlig klar, aber sie selbst war sich nicht sicher, ob sie dies deutlich genug zum Ausdruck gebracht hatte. Wir hatten es mit künstlerischen Aktivitäten versucht, aber die damit verbundenen Herausforderungen hatten ihre Frustration nur noch verstärkt. Mit den Bildern, die sie gemacht hatte, wurde die Intensität ihres Schmerzes sehr deutlich. Sie zweifelte nicht daran, dass sie mir jetzt genau vermittelt hatte, wie schlecht es ihr ging, und dies gab ihr die Hoffnung, dass wir weiterarbeiten könnten.

6.2 Jack

Jack war geblieben, als die anderen fluchtartig den Raum verlassen hatten, um ihr Geld im Imbiss auszugeben. Es war Freitag, und der Abend war besonders anstrengend gewesen. Es gab schon seit einiger Zeit Konflikte zwischen den rivalisierenden Gruppen im Jugendklub, und die Dynamik in der Gruppe war schwierig zu handhaben. Jack war einer der Schlimmsten von ihnen, und so war es kein Wunder, dass er jetzt so eingeschüchtert wirkte. «Was ist los?» fragte ich schroff. Er zögerte und gab mir dann ein zerknülltes Bild, das er aus einer Zeitschrift herausgerissen hatte. Ich war ein wenig verblüfft, als ich einen Stacheldrahtzaun sah, der für eine Zigarette warb. «Was ist das?» fragte ich. «Das ist es», sagte er. «Das ist das, was Sie uns als Aufgabe gegeben haben, ein Bild zu suchen, das zeigt, wie es sich anfühlt. Genauso fühlt es sich an, wenn ich einen Stift in der Hand halte.»

Diese beiden Beispiele – eins aus dem klinischen Bereich, das andere aus einem städtischen Jugendclub – zeigen, welche Bedeutung die Fotografie für die Kommunikation und die Darstellung unterdrückter Emotionen hat. Bilder sind oft Metaphern, die Menschen helfen, ihre Gefühle auszudrücken. Für Jack mit seiner Lese-Rechtschreib-Schwäche verkörperte das Bild dieses Stacheldrahtes seine Angst, die er körperlich und psychisch immer dann spürte, wenn er einen Stift in der Hand hielt. In solchen Fällen bedarf es keiner Erläuterung, denn die Sprache der Bilder sagt mehr als Worte. Für Evelyn waren die Bilder nicht nur eine Möglichkeit, ihre Gefühle auszudrücken, sondern aufgrund der Distanz, die sie schufen, halfen sie ihr auch, bei späteren Interaktionen über ihre Erfahrungen zu sprechen. Sie benutzte die Bilder als Sprache und äußerte ihre Gefühle in der dritten Person: «Die Person auf dem Bild ist traurig und hat Angst.» Für Berman ist die Fotografie ein «taugliches Kommunikationsmittel. Bestimmte Konzepte, Gefühle oder visuelle Wahrnehmungen lassen sich oft schwer in Worte fassen, und in solchen Fällen können Fotos die Sprache ergänzen oder ersetzen» (Berman 1993, S. 9).

Darüber hinaus helfen Fotos, Gespräche zu strukturieren, da sie Menschen mit bestimmten Kommunikationsdefiziten konkrete Anhaltspunkte liefern. Sie geben ihnen die «Erlaubnis», heikle Themen anzusprechen, und verleihen Randgruppen und -gemeinschaften eine Stimme, um auf Probleme aufmerksam zu machen.

6.3 Einsatzmöglichkeiten der Fotografie

In diesem Kapitel geht es um die Nutzung der Fotografie als Kommunikationsmittel. Am einen Ende des Spektrums fungieren die Übungen als Ventil für starke Emotionen und sorgen so für Entspannung und Entlastung. Am anderen Ende zeigen sie auf, wie Fotografieren die Möglichkeiten von Menschen mit Kommunikationsdefiziten erweitern kann.

Diese Übungen enthalten Warnhinweise auf eine Gesundheitsgefährdung. Obwohl Fotografieren als Kommunikationshilfe sehr überzeugend und heilend sein kann, gilt es auch, es behutsam einzusetzen. Für Menschen, die sich noch nie zuvor auf diese Art und Weise ausgedrückt haben, könnte es schwierig werden, ihre Gefühle unter Kontrolle zu halten. Als Moderator müssen Sie darauf achten, dass die Gruppe ein sicherer Ort ist, und Sie müssen Regeln aufstellen, die verhindern, dass die Gruppenteilnehmer kompromittiert oder verletzt werden, wenn sie mehr von sich preisgeben, als gut für sie ist. Wenn Sie Regeln aufstellen, die es den

Gruppenteilnehmern ermöglichen, offen über ihre Gefühle und Erfahrungen zu sprechen, werden sie das Selbstvertrauen, das sie in diesem Rahmen entwickeln, auch auf Situationen und Beziehungen außerhalb der Gruppe übertragen.

6.3.1 Wenn ein Bild mehr als tausend Worte sagt

Für viele Menschen ist es wahrscheinlich neu und ungewohnt, Emotionen mit fotografischen Mitteln darzustellen und auszudrücken. Die folgende Übung erleichtert den Gruppenteilnehmern den Einstieg in diesen Prozess; sie können ausprobieren, wie es sich anfühlt, Bilder für diese Zwecke einzusetzen.

Material
Bücher, Zeitschriften, Zeitungen, Fotos aus dem Familienalbum, Fotoausrüstung

Einstimmung
Schauen Sie Fotos oder Bilder an, die bestimmte Emotionen wecken oder vermitteln. Versuchen Sie, eher metaphorische Bilder auszuwählen als Bilder von Gesichtern oder von Menschen, die Gefühle zeigen. Es kann sinnvoll sein, wenn die Gruppenteilnehmer Bilder aus dem eigenen Album oder der eigenen Sammlung mitbringen. Die Gruppenteilnehmer setzen sich mit den Bildern auseinander und überlegen, was die Person, die das Foto aufgenommen hat, in dem Moment gefühlt hat und was sie mit dem Bild ausdrücken wollte. Hier sind einige Bilder aus Gruppen, die ich moderiert habe (**Abb. 6-1** und **6-2**).

Übung
Stellen Sie sich Farben oder Bilder vor, die bestimmte Emotionen repräsentieren. Ein dunkler, wolkenverhangener Himmel steht etwa für Wut, ein Feld mit gelben Narzissen für Freude und Hoffnung. Diskutieren Sie mit der Gruppe über dieses Thema. Jedes Gruppenmitglied macht mit der Kamera verschiedene Bilder, die ein bestimmtes Gefühl ausdrücken. Sie dürfen den anderen nicht sagen, um welches Gefühl es sich handelt, noch dürfen Gesichtsausdrücke oder Gesten fotografiert werden.

Anschließend präsentieren die Gruppenmitglieder ihre Bilder und diskutieren über das Fotografieren. Folgende Punkte könnten im Zentrum der Diskussion stehen:

- Gründe für die Wahl ihres Motivs
- die Emotion, die das Bild repräsentiert
- die Gefühle der Gruppenteilnehmer während der Übung
- die Bedeutung der darstellten Emotionen

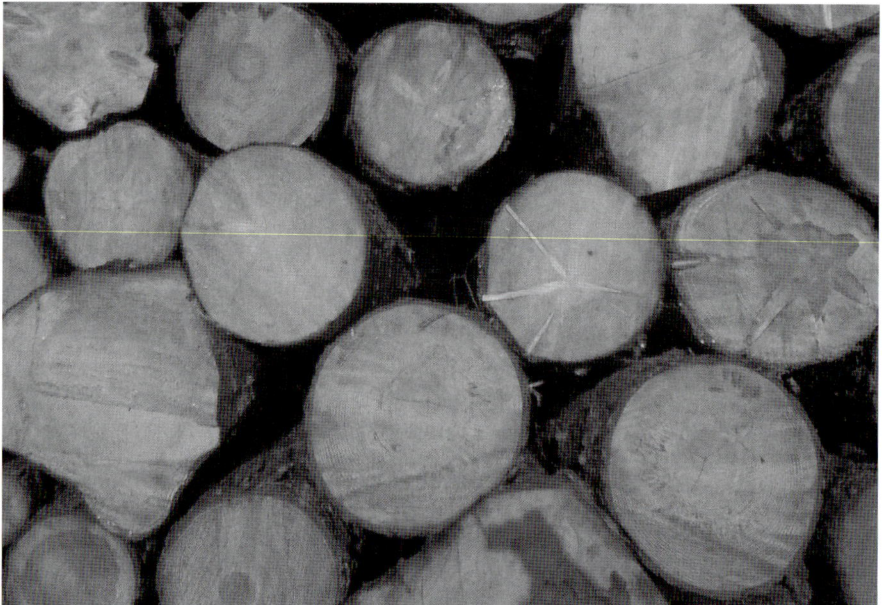

Abbildung 6-1

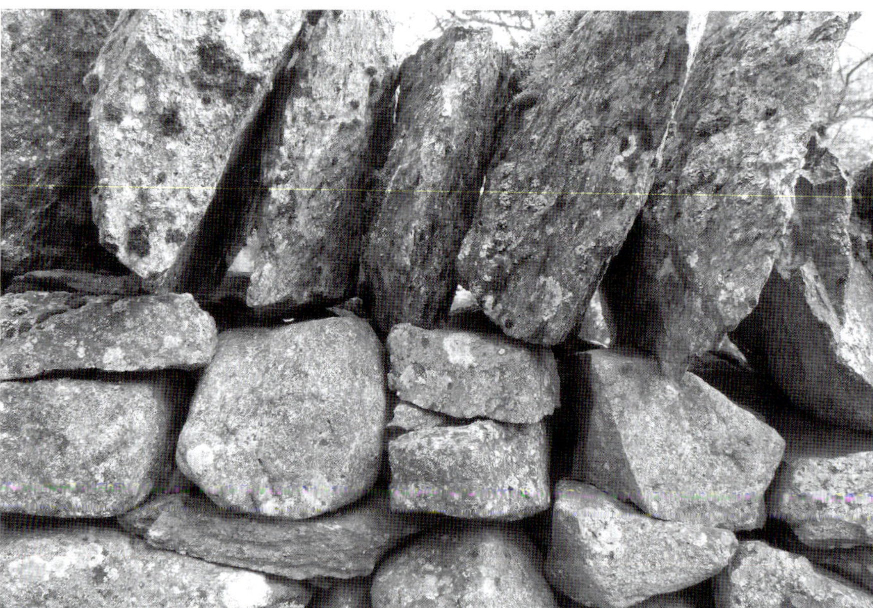

Abbildung 6-2: Bei diesen Bildern geht es um das Thema Druck. Druck, sich anzupassen, Druck am Arbeitsplatz und Druck in der Familie. Ich wollte anderen zeigen, wie es sich anfühlt, von allen Seiten so bedrängt zu werden, dass man seine Individualität einbüßt und sich in etwas völlig anderem verliert. Man ist kein Stein mehr, sondern eine Mauer. Man ist kein Baum mehr, sondern ein Holzstoß.

- die Gefühle der Gruppenteilnehmer während der Diskussion über die Bilder
- die Emotionen, die die Gruppenteilnehmer mit den Bildern verbinden.

Erweiterte Übung
Erweitern Sie das Thema und bitten Sie die Gruppenteilnehmer, sich mit anderen Gefühlen auseinanderzusetzen. Um niemanden zu überfordern, beginnen Sie mit positiven Emotionen:

- Freude
- Spannung
- Glück
- Hoffnung.

Überlegen Sie, wie Sie diese Technik einsetzen können, um den Selbstausdruck zu fördern oder mit bestimmten Gefühlen in Kontakt zu kommen. **Abbildung 6-3** ist ein gutes Beispiel, wie die Fotografie für diese Zwecke genutzt werden kann.

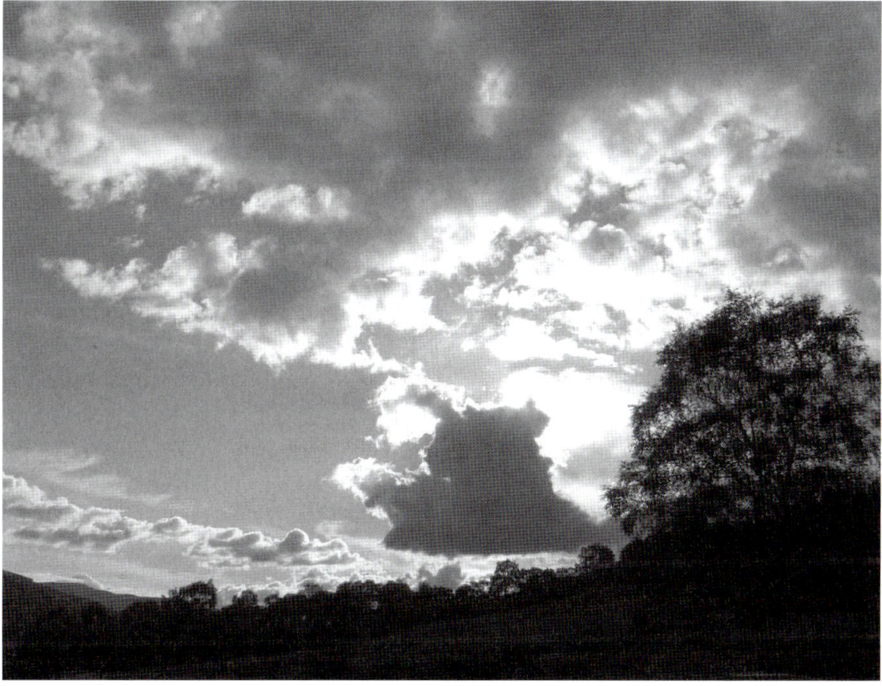

Abbildung 6-3: Ruhe nach dem Sturm.

6.3.2
Ich könnte schreien!

Wut ist eine notwendige und gesunde Emotion, vorausgesetzt sie wird angemessen ausgedrückt. Probleme treten immer dann auf, wenn Menschen nicht in der Lage sind, ihre Gefühle auszudrücken oder unter Kontrolle zu halten. Bei der folgenden Übung ist Fingerspitzengefühl gefragt, aber wenn sie richtig eingesetzt wird, kann sie Menschen dazu bringen, über Situationen zu sprechen, die sie wütend machen, und ihnen Möglichkeiten eröffnen, Gefühle zu zeigen und zu artikulieren.

Material
Flipchart-Papier und Stifte, geeignete Musik, Fotoausrüstung, Bücher und Zeitschriften

Einstimmung
Die Gruppenteilnehmer zählen auf, was sie wütend macht, zum Beispiel:

- wenn jemand die Zahnpastatube nicht ordentlich von unten aufrollt
- wenn jemand seine getragene Kleidung neben dem Bett liegen lässt
- wenn jemand sich nicht bedankt.

Oder Probleme ganz anderer Art:

- Armut
- Ungerechtigkeit
- Kriminalität
- Betrug.

Je nach Gruppe kann es Spaß machen, die Beispiele auf Flipchart-Papier zu schreiben und die Gruppenteilnehmer dann zu dem Song «Shout» von Lulu im entscheidenden Moment herauszuschreien zu lassen, was sie wütend macht.

Übung
Die Gruppenteilnehmer wählen Bilder aus, die zeigen, wie sie Wut erleben und ausdrücken. Sie können bestimmte Gesten machen, drinnen oder draußen nach Bildern suchen oder Fotos aus Zeitschriften, Zeitungen und Büchern auswählen. Einige meiner Gruppen haben Fotos gemacht von:

- Wasser, das in einem Spülbecken schwappt
- einem Wasserrohrbruch
- einem Dampfdrucktopf
- verschränkten Armen
- einem lautlosen Schrei.

Außerdem haben sie in Zeitschriften folgende Bilder gefunden:

- einen Vulkanausbruch
- einen aufgebrachten Typen
- ein Feuerwerk
- einen Tornado.

Betrachten Sie diese Bilder gemeinsam und lassen Sie die Gruppenteilnehmer herausfinden, was sie darstellen. Bitten Sie sie, ihr Bild durch eins zu ersetzen, das zeigt, wie sie ihre Gefühle lieber wahrnehmen und ausdrücken würden. Schließen Sie eine Diskussion über das Thema Wut an und erörtern Sie auch, wie man Emotionen angemessen ausdrückt und wie man mit Situationen umgehen kann, die solche Reaktionen hervorrufen. Der folgende Text beschreibt die Arbeit mit einer Gruppe.

Praxisreflexion

> *Einmal habe ich mit einer Gruppe junger Mütter gearbeitet. Wir haben uns mit den Herausforderungen im Zusammenhang mit dem Neugeborenen auseinandergesetzt. Die Sitzungen verliefen zäh und mühsam, und die Gruppenteilnehmerinnen hatten Schwierigkeiten, ihre Probleme offen anzusprechen. Ich machte eine Übung wie die oben beschriebene und brachte Bilder mit, die meine eigenen Erfahrungen wiedergaben. Ich hatte durchschlagenden Erfolg. Es war, als hätte ich einen Schalter umgelegt und den Gruppenteilnehmerinnen die Erlaubnis erteilt, die eigentlichen Probleme zu benennen, die keine vorher ansprechen wollte. Die Übung lief über mehrere Wochen, und einige Mütter brachten, angeregt durch die erste Sitzung, Bilder aus Hochglanzzeitschriften mit, die ein «idealisiertes» Bild der Elternschaft zeichneten, und stellten diese Fotos gegenüber, die ihre eigene Realität spiegelten. Sie diskutierten über ihre Angst, als unzulänglich zu gelten, und darüber, wie man mit Gefühlen wie Niedergeschlagenheit, Frustration und Wut umgehen kann. Dann gingen die Gruppenteilnehmerinnen mit ihrer Kamera auf die Suche nach Metaphern für diese Gefühle. Sie hefteten die Fotos als greifbare Erinnerungen an ihren Erfahrungsaustausch mit Magneten an ihre Kühlschranktüren.*
>
> *(Tracey, Sozialarbeiterin in der Gesundheitsfürsorge)*

6.3.3 Innen und außen

Es kann verschiedene sehr gute Gründe geben, weshalb wir der Welt ein Gesicht präsentieren, das mit unserer inneren Gefühlslage keinerlei Ähnlichkeit hat. Bei einigen Menschen ist der Unterschied zwischen innen und außen zu groß, und ihre Unfähigkeit, Gefühle auszudrücken, kann zur Belastung werden. Bei der folgenden Übung können die Gruppenteilnehmer überprüfen, ob das Bild, das sie der Außenwelt präsentieren, ihrer inneren Gefühlslage entspricht. Diese Übung ist sehr eindrücklich, und deshalb ist Vorsicht angebracht. Achten Sie also darauf, dass die Gruppenteilnehmer nicht Situationen ausgesetzt werden, in denen sie sich hilflos ausgeliefert oder verletzlich fühlen. Stellen Sie klare Grundregeln und Richtlinien auf, die die Gruppenteilnehmer schützen. Für diese Übung wird eine Sofortbildkamera empfohlen, weil sie unmittelbare Ergebnisse liefert. Dies hilft, die Diskussion in Gang zu bringen, und garantiert, dass Probleme, die eventuell in der Gruppe auftreten, aufgegriffen werden können.

Material
CD-Player, Musik, Fotoausrüstung

Einstimmung
Spielen Sie der Gruppe den Song «Strong» von Robbie Williams vor. Nachdem die Gruppenteilnehmer sich den Text angehört haben, fordern Sie sie auf, darüber nachzudenken, welche Maske sie tragen und welches Bild sie der Außenwelt präsentieren.

Übung
Bitten Sie die Gruppenteilnehmer, an eine Situation zu denken, in der sie ihren wahren Gefühlen am liebsten freien Lauf lassen würden. Ein Beispiel: Ihr Chef bittet Sie, am Wochenende zu arbeiten. Sie lächeln und stimmen zu, obwohl Sie in Wahrheit enttäuscht und wütend sind. Ein anderes Beispiel: Sie fühlen sich völlig ausgelaugt, tun vor den anderen aber so, als hätten Sie unbegrenzte Energien. Dann bitten Sie die Gruppenteilnehmer, zwei Fotos aufzunehmen:

- Das erste Bild zeigt, wie andere sie sehen, die Person, die sie der Welt präsentieren.
- Das zweite Bild zeigt, wie sie sich innerlich fühlen.

Die Gruppenteilnehmer haben verschiedene Möglichkeiten, die Aufgabe zu lösen. Sie können ihre Gefühle durch einen bestimmten Gesichtsausdruck oder durch Gesten andeuten und andere Gruppenmitglieder bitten, sie zu fotografieren. Oder sie suchen nach feineren Metaphern und vergleichen beispielsweise das Bild einer Sonnenblume mit dem eines Dornengestrüpps oder das Bild eines regelmäßigen Mauerwerks und mit dem eines schlechten baufälligen Pflasters oder eine helle, lebhafte Farbe mit einer dunklen oder düsteren.

Diskutieren Sie mit den Gruppenteilnehmern über diese gegensätzlichen Bilder und erörtern Sie, was geschehen würde, wenn das innere Bild das äußere wäre. Falls dies für die Gruppenteilnehmer zu schwierig oder zu heikel ist, können

Sie die Übung abwandeln und sie nach Bildern suchen lassen, die zwischen diesen beiden Extremen liegen.

6.3.4 Verkehrszeichen

Wäre es nicht schön, wenn es auch für die Kommunikation einfache Verkehrszeichen gäbe, die auf Stimmungen, Gefahren und künftige Ereignisse aufmerksam machen (Ortberg, 2003)? Ein Beispiel: Sie hatten einen stressreichen Tag im Büro und schwenken ein Zeichen durch die Luft, das «Vorsicht!» oder «Explosiv!» signalisiert. Sie könnten Situationen viel leichter einschätzen und wüssten, wann der richtige Augenblick wäre, Ihren Chef um die wohlverdiente Gehaltserhöhung zu bitten. Ich habe diese Übung bei der Arbeit mit jungen Leuten eingesetzt, als es darum ging, Grenzen auszuloten, außerdem bei Menschen mit emotionalen Problemen und bei Gruppen, die Schwierigkeiten hatten, mit ihrer Wut angemessen umzugehen.

Material
Flipchart-Papier und Stifte, Bilder von Verkehrszeichen aus Büchern oder aus dem Internet

Einstimmung
Lassen Sie die Gruppe aus dem Gedächtnis Verkehrszeichen aufzählen. Sie können einige auf Flipchart skizzieren und die Gruppenmitglieder raten lassen, um welche es sich handelt, oder Sie können mit Bildern aus dem Internet arbeiten und aus der Übung ein Quiz machen.

Übung
Stellen Sie den Gruppenteilnehmern die Aufgabe, mit ihrer Kamera Verkehrszeichen zu fotografieren, die ihre Stimmungen widerspiegeln. Sie können echte Verkehrszeichen fotografieren (wie z. B. «Stopp!», «Vorsicht!», «Gefahr!») oder einen kreativeren Ansatz wählen, wie meine Gruppenteilnehmer es manchmal getan haben. Sie haben Bilder von Kakteen, zerbrechlichem Porzellan, Rosen mit Dornen, einem dunklen Himmel, einem dampfenden Schnellkochtopf und Stacheldraht aufgenommen, aus Zeitschriften Bilder von angreifenden Stieren, Vulkanen und ruhigen Weihern ausgeschnitten und Verkehrszeichen daraus gemacht.

Stellen Sie die Bilder einander gegenüber und überlegen Sie mit den Gruppenteilnehmern, in welchen Situationen sie hilfreich sind. Denken Sie auch über Möglichkeiten nach, wie man anderen seine Gefühle vermitteln und wie man unterschiedliche Gefühle artikulieren kann.

Praxisreflexion

Diese Übung lässt sich in abgewandelter Form nutzen, um eine Kommunikationstafel zu entwickeln. Wie die obige Übung deutlich gezeigt hat, ist Kommunikation ebenso individuell wie die Bilder, die wir mit einzelnen Emotionen verbinden. Es werden immer mehr Kommunikationstafeln für Menschen mit speziellen Defiziten angeboten, beispielsweise für Menschen mit Demenz oder Lernbehinderungen. Diese Kommunikationstafeln haben jedoch den Nachteil, dass sie unterstellen, alle Menschen würden dasselbe Bild mit dem gleichen Gefühl verknüpfen. Bei meiner Arbeit mit Menschen, die komplexe Kommunikationsdefizite aufweisen, habe ich Bilder gesammelt, die sie mit bestimmten Gefühlen in Verbindung bringen, und speziell auf ihre Bedürfnisse abgestimmte Kommunikationstafeln zusammengestellt, die sie ihren Familienmitgliedern und ihnen nahestehenden Personen zeigen können. Sobald die Bilder zusammengestellt sind, müssen die Betroffenen nur auf ein bestimmtes Bild deuten, um anderen mitzuteilen, wie sie sich fühlen. Dies kann der erste Schritt zur Intensivierung der Kommunikation sein.

6.3.5
Wie die Fotografie hilft, Emotionen zu deuten

Die Fähigkeit, «Situationen zu lesen» und zu erkennen, wie andere sich fühlen, ist eine hoch komplexe Leistung. Es ist nicht leicht, in potenziell kritischen Situationen, die außer Kontrolle geraten können, subtile nonverbale Signale zu registrieren. Wir alle machen solche Erfahrungen von Zeit zu Zeit. Es gibt jedoch Menschen, die generell Schwierigkeiten haben, Emotionen zu deuten, was natürlich meistens Probleme nach sich zieht. Diese Übung vermittelt, wie man Gefühle wahrnehmen, deuten und ausdrücken kann. Ich habe diese Aktivität in vielen Gruppen eingesetzt, auch bei Menschen mit Lernbehinderungen und Menschen mit chronischen psychischen Beeinträchtigungen.

Material

Diverse Zeitschriften, Fotoausrüstung, Pappe, Klebstoff

Einstimmung

Es gibt zwei Einstimmungsaktivitäten, die gut geeignet sind.

Suchen Sie in Zeitschriften nach Bildern, die ein bestimmtes Gefühl ausdrücken, zum Beispiel Furcht, Sorge, Traurigkeit, Wut, Enttäuschung. Diskutieren Sie mit der Gruppe über Emotionen, die schwer einzuschätzen sind.

Machen Sie mit der Gruppe das Spiel «Emotionen raten». Ein Gruppenmitglied verlässt den Raum, und die anderen denken sich eine bestimmte Emotion aus. Das Gruppenmitglied kehrt zurück, und die anderen stellen die Emotion mimisch dar, zum Beispiel «einen Knopf annähen» (brummig, freudig oder erregt). Das Gruppenmitglied muss die Emotion raten.

Übung
Bei dieser Übung sollen Karten entstehen, die verschiedene Emotionen darstellen. Die Gruppenteilnehmer stellen der Reihe nach mimisch verschiedene Emotionen dar, und die anderen fotografieren sie und drucken die Fotos aus. Dann schreiben sie verschiedene Emotionen auf Karten, zum Beispiel:

- Wut
- Langeweile
- Aufregung
- Ungeduld
- Sorge
- Müdigkeit
- Angst
- Furcht
- Glück
- Verwirrung.

Schauen Sie sich die Bilder an und versuchen Sie eine Deutung. Erörtern Sie die Schwierigkeiten bei der Einschätzung von Gefühlen, speziell von solchen, die leicht falsch gedeutet werden. Gehen Sie auf Situationen ein, die die Gruppeneilnehmer besonders schwierig finden, und diskutieren Sie mögliche Lösungsansätze und Bewältigungsstrategien.

Erweiterte Übung
Trainieren Sie diese Fähigkeiten. Entwickeln Sie mit der Gruppe das Spiel «Emotions-Schnipp-Schnapp». Das geht ganz einfach. Sie schreiben verschiedene Emotionen auf kleine Karten. Achten Sie darauf, dass Sie Bilder haben, die diese Emotionen ausdrücken. Die Karten werden gemischt und an die Spieler ausgeteilt, die reihum ihre Karte ausspielen. Wenn bei zwei aufeinanderfolgenden Karten das Bild der Emotion und das Wort übereinstimmen, bekommt die Person, die zuerst «Schnapp» ruft, die ausgespielten Karten. Spielen Sie solange, bis ein Spieler alle Karten hat und der Gewinner ist.

Sie können aber auch ein «Emotionsbuch» anfertigen. Zwei Seiten aus dem Buch von Sarah K. Bond, das sie bei einer ähnlichen Übung gemacht hat, sind in **Abbildung 6-4** abgebildet. Die Seiten sind in einem Onlinekurs entstanden (shimelle.com).

INJUSTICE
TABLOIDS
CHILD ABUSE
CANCER
LACK OF CONTROL
BEING LET DOWN
Angry

BLUE SKY • THE SEA IN ALL WEATHERS • BILL BAILEY • GOOD FOOD • CAKE • KISSES • BEING LOVED
SMILE • THE MOUNTAINS • RHCP •
FAMILY • FRIENDS •
Happy

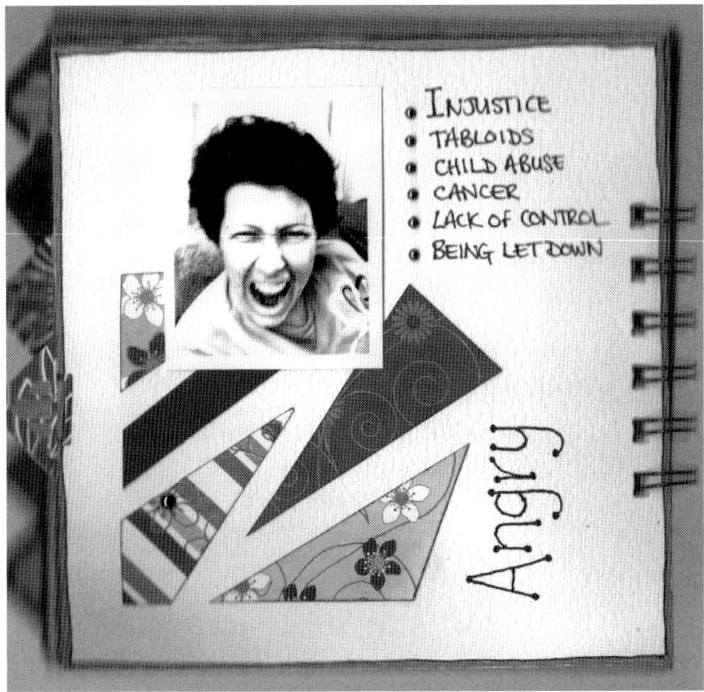

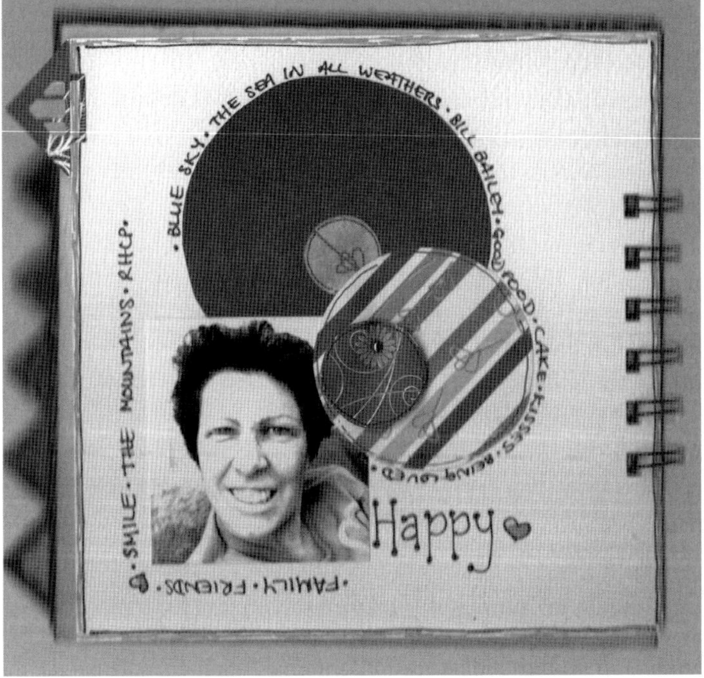

Abbildung 6-4

7 Mit Bildern Kontakte knüpfen

Die Fotografie hat mir geholfen, wiederzuentdecken, wer sie ist, und sie hat mich mit meinem wahren Selbst in Kontakt gebracht. Sie hat mich gelehrt, Dinge anders wahrzunehmen und in der Welt einen Sinn zu sehen. (June, Betreuerin)

Ich muss zugeben, als ich zum ersten Mal in die Gruppe kam, wirkte sie auf mich sehr unzugänglich. Sie war distanziert, ein bisschen hochnäsig, so als wäre sie etwas Besseres als alle anderen, und deshalb habe ich mich einfach nicht mit ihr abgegeben. Bei einer Übung sollten wir ein Bild suchen, das zeigt, wie wir uns der Welt gegenüber darstellen, und eins, das zeigt, wie wir uns innerlich fühlen. Als wir die Bilder sahen, erkannte ich plötzlich, wie unglaublich verletzlich sie war. Die Härte, die sie nach außen zeigte, war nur eine Schutzhülle. Ich begann, Sympathie für sie zu entwickeln. Vielleicht waren wir ja doch nicht so verschieden. (Carol)

Fotos sind greifbare Manifestationen unserer Existenz. Sie zeigen Ereignisse, die uns geprägt haben, Momente, die eine besondere Bedeutung für uns hatten, Orte, die wir besucht haben, und sie geben Auskunft über unsere Freundschaften und Beziehungen. Fotos bieten die Möglichkeit, Rückschau zu halten, und sie vervollständigen das Bild der Person, die wir waren und die wir sind. Dies ist besonders wichtig für Menschen, denen in bestimmten Situationen das nötige Selbstvertrauen fehlt und die Schwierigkeiten haben, über ihre Erfahrungen zu sprechen.

Der Prozess kann durch bloßes Anschauen von Fotos und Alben in Gang gesetzt werden, wie Hagedorn (1996) im Zuge ihrer Arbeit mit Mitarbeitern und Patienten in verschiedenen Krankenhaussettings zeigen konnte. Doch ohne die Stimme eines Menschen, der die Geschichte hinter dem Foto erzählt, bleibt das Bild unvollständig. Geschichten dieser Art, die in der Gruppe erzählt werden, helfen Menschen, Kontakte zu knüpfen, Gemeinsamkeiten zu entdecken, sich mit den Erfahrungen anderer zu identifizieren, Empathie zu entwickeln sowie Foren und Plattformen zu schaffen, die den Aufbau positiver Beziehungen ermöglichen.

Bei allen Übungen in diesem Kapitel geht es um den Aufbau von Beziehungen. Einige setzen sich mit Bildern aus der Vergangenheit auseinander, andere animieren die Gruppenteilnehmer, Fotos zu machen, die mehr zeigen als den äußeren Schein und mit der Kamera ihre Interessen, Hoffnungen, Wünsche und Werte darzustellen. Einige Übungen sollen den Aufbau von Beziehungen zwischen den Gruppenmitgliedern fördern, andere gehen darüber hinaus und zielen auf größere Unterstützungsnetzwerke ab.

Wie die Zitate am Anfang dieses Kapitels belegen, können Fotos, die für die genannten Zwecke eingesetzt werden, Vorurteile hinterfragen, die wir gegenüber anderen oder die andere gegenüber uns haben. Dies liegt unter anderem daran, dass Bilder uns die Möglichkeit bieten, die Vergangenheit und die Gegenwart zu betrachten, mehr wahrzunehmen als den äußeren Schein und das innere und das äußere Selbst darzustellen. Aber dieser Vorteil macht Menschen auch verletzlich. Als Moderator einer Gruppe müssen Sie darauf achten, dass die Gruppenteilnehmer während dieses Prozesses sicher sind und nicht gedrängt werden, mehr zu offenbaren, als sie möchten.

7.1 Übungen

7.1.1 Dinge, die ich mag

Es macht Spaß, diese Übung in der Gruppe durchzuführen. Darüber hinaus bietet sie den Teilnehmern die Möglichkeit, auf unverfängliche Art mehr über die anderen zu erfahren. Sie funktioniert so ähnlich wie das Spiel «zwei Wahrheiten und eine Lüge», nur werden hier Fotos verwendet. Die Gruppenteilnehmer bringen drei Bilder mit in die Sitzung. Zwei, die zeigen, was sie mögen oder was ihnen wichtig ist, und eins, das zeigt, was sie nicht mögen oder sogar verabscheuen. Sie zeigen die Bilder den anderen Gruppenteilnehmern, die das Rätsel lösen müssen.

Material
Geeignete Musik, ein CD-Player, verschiedene Fotos, die die Gruppenteilnehmer mitbringen, Fotoausrüstung

Einstimmung
Erläutern Sie die Aktivität und beschreiben Sie, worum es geht. Am Anfang der Sitzung spielen Sie Musik, die zum Thema Vergnügen passt. Nach meiner Erfahrung ist der Song «My favorite things» (s. Anhang 2, S. 204) aus dem Film *The*

Sound of Music bestens geeignet, die Atmosphäre zu entspannen und auf die Sitzung einzustimmen. Während die Musik spielt, bitten Sie die Gruppenteilnehmer, ihre Bilder in die Mitte des Kreises zu bringen, so dass sie für alle sichtbar sind. Wenn die Musik endet, bitten Sie die Teilnehmer, der Reihe nach ihre drei Bilder zu beschreiben (ohne den anderen Anhaltspunkte zu geben, ob sie sie mögen oder nicht). Anschließend sagen die anderen Gruppenteilnehmer, welche Bilder etwas darstellen, das die Person mag, und welches Bild etwas darstellt, das sie nicht mag.

Übung
Die Übung bietet den Mitgliedern der Gruppe Gelegenheit, die Bilder eingehender zu betrachten, ihre Wahl zu begründen und zu sagen, was die Bilder darstellen.

Erweiterte Übung
Die Gruppenteilnehmer bringen ein Bild mit, das eine heimliche Leidenschaft oder eine Leistung darstellt. Die Bilder werden mit der Vorderseite nach unten in die Mitte gelegt. Dann werden die Fotos einzeln umgedreht, und die Gruppenteilnehmer müssen raten, wem das Bild gehört.

7.1.2 Dinge, die ich am liebsten mag

Auch bei dieser Übung, die von Philips, Linnington und Penman (1999) für das therapeutische Schreiben entwickelt wurde, können die Gruppenteilnehmer zeigen, was sie mögen. Dieses Mal geht es um die Sinne.

Material
Flipchart-Papier, Stifte, Fotoausrüstung

Einstimmung
Die Gruppenteilnehmer vervollständigen die folgenden Sätze:

- Ich sehe am liebsten …
- Ich mag
  - den Duft von …
  - den Klang von …
  - den Geschmack von …
- Ich hätte am liebsten …
- Ich mag am liebsten …

Übung
Die Gruppenteilnehmer lesen ihre Sätze vor und begründen ihre Wahl. Als Nächstes bekommt jeder Gruppenteilnehmer eine Zeile aus einem Gedicht. Anschließend fotografiert er einen Gegenstand oder eine Szene, der/die zu der Zeile passt. Zuletzt werden die Bilder zu einem visuellen Gedicht verknüpft.

7.1.3 Ein besonderer Ort

Die meisten Menschen kennen Orte, die eine besondere Bedeutung haben. Dies kann ein Ort sein, der in der Kindheit wichtig war, ein Ort, an dem sie einen besonders schönen Urlaub verbracht haben oder ein gemütliches Zimmer. Es kann auch ein Ort sein, wohin sie heute noch gehen, um sich geborgen oder angenommen zu fühlen, ein Ort, wo sie nachdenken oder tun und lassen können, was sie wollen. In dieser Übung sollen die Gruppenteilnehmer solche Orte beschreiben und begründen, warum sie etwas Besonderes sind. Bei diesem Prozess erfahren sie mehr über sich und darüber, was sie brauchen, um sich «geborgen» zu fühlen. Wenn die Übung mit Bedacht eingesetzt wird, eröffnet sie den Gruppenteilnehmern weitere Möglichkeiten, Kontakte zu knüpfen und Beziehungen aufzubauen.

Material
Bilder von verschiedenen Gebäuden, verschiedene Fotoausrüstungen

Einstimmung
Bringen Sie eine Auswahl von Bildern verschiedener Gebäude mit und bitten Sie die Gruppenteilnehmer, ihren Lieblingsort zu beschreiben: ein gemütliches Zimmer (einen behaglichen Rückzugsort), ein geheimes Versteck, ein Feriendomizil, ein besonderer Raum oder ein besonderes Möbelstück.

- Was war das Besondere an diesem Ort?
- Welches Gefühl verbinden sie damit?
- Wie muss ein Ort beschaffen sein, damit sie sich sicher oder geborgen fühlen?

Übung
Bitten Sie die Teilnehmer, mit ihrer Kamera Orte zu fotografieren, die für sie besonders sind, geheime Zufluchtsstätten, wo sie Sicherheit und Frieden finden. Bitten Sie die Gruppenteilnehmer, sich währenddessen auf die Aspekte dieser Orte zu konzentrieren, die sie besonders schätzen.

In der nächsten Sitzung zeigen die Gruppenteilnehmer ihre Bilder, erläutern die Assoziationen, die sie wecken und beschreiben die Merkmale und Eigenschaften, die sie besonders schätzen. Diskutieren Sie mit ihnen über einen «idealen Ort» oder ein ideales Zuhause.

Praxisreflexion

Einmal habe ich bei meiner Arbeit mit einer Gruppe junger Leute eine Variante der beschriebenen Übung eingesetzt. Die Gruppe hatte Probleme zusammenzuarbeiten, und es war schwierig, Übungen zu finden, die den Zusammenhalt in der Gruppe fördern. Wir beschäftigten uns mit dem Thema «besondere Orte» und baten die Gruppenteilnehmer, Orte zu fotografieren, die ihnen wichtig waren. Die Bandbreite der Bilder war erstaunlich: Sie reichte von Spielgalerien und Nachtklubs bis hin zu Parks und Gärten. Dann nahmen wir uns das Thema «ein gemütliches Zimmer einrichten» vor. Die Gruppe hatte die Aufgabe, gemeinsam eine Bude für alle zu bauen. Die einzige Bedingung war, dass sie ihre Vorlieben nur in Form von Bildern ausdrücken durften. Schriftliche oder mündliche Kommunikation war nicht erlaubt. Anfangs hatten sie Schwierigkeiten, aber bald rauften sie sich zusammen und schufen mithilfe von Fotos und Bildern, die aus Zeitschriften, Zeitungen und aus dem Internet stammten, eine fantastische dreidimensionale Konstruktion, die alle Vorzüge und Besonderheiten eines Ortes besaß, den Vierzehnjährige bevorzugen. Das Ergebnis war großartig, aber das Wichtigste an der Übung war, dass sie zusammengearbeitet und herausgefunden hatten, was ihnen wichtig war.

7.1.4 Beziehungen

Diese Übung ist geeignet, die Beziehungen zwischen den Gruppenmitgliedern zu festigen. Sie stärkt den Zusammenhalt und erlaubt Einblicke in dynamische Prozesse. Die Gruppenteilnehmer werden gebeten, eins von den Fotos, die sie während der Sitzungen aufgenommen haben, auszuwählen und mitzubringen.

Material
Fotos und Fotoausrüstung, Nadeln, Faden, ein Platte aus Kork

Einstimmung
Jeder Gruppenteilnehmer zeigt ein Foto, das in der Gruppe aufgenommen wurde und erläutert,

- warum er gerade dieses Foto ausgewählt hat
- einen Aspekt des Fotos, der ihm besonders gefällt (es hält z. B. einen besonderen Moment oder eine besondere Emotion fest; die Komposition des Bildes; sein Gefühl bei der Aufnahme des Fotos)
- was dieses Foto für ihn bedeutet.

Die anderen Gruppenteilnehmer kommentieren die Darstellung oder stellen Fragen.

Übung
Breiten Sie die Fotos auf einer ebenen Fläche aus, so dass sie von allen gesehen werden können. Die Gruppenteilnehmer arrangieren die Fotos so, dass sie ein Thema oder einen Aspekt des davor liegenden Fotos aufgreifen, beispielsweise ein bestimmtes Merkmal oder eine Facette: die Art der Komposition, das Thema oder das verwendete digitale Medium. Dann werden die Fotos an die Korkplatte geheftet und die Gemeinsamkeiten mit Faden gekennzeichnet. Zu guter Letzt bitten Sie die Gruppenteilnehmer, das Verbindende zwischen den Bildern zu erläutern und ihre Ansicht zu begründen.

7.1.5
Was du mir bedeutest

Eine Redewendung besagt, dass ein Bild mehr sagt als tausend Worte. Manchmal fällt es schwer, anderen zu sagen, was sie uns bedeuten. Diese Übung bietet eine Sprache, um Dinge auszudrücken, die sich schwer in Worte fassen lassen.

Material
Flipchart-Papier und Stifte, Fotoausrüstung

Einstimmung
Die Gruppenteilnehmer diskutieren ihre Antworten auf folgende Frage:

Was, glaubst du, ist am schwierigsten, einem anderen Menschen zu sagen:
- Ich liebe dich?
- Ich brauche dich?
- Du bist alles für mich?
- Ich bin nicht deiner Meinung?

Können Sie sich an eine Situation erinnern, in der Sie einer anderen Person sagen wollten, wie viel sie ihnen bedeutet, aber gezögert haben? Was hat Sie gehindert? Die Angst, zurückgewiesen oder verletzt zu werden? Das Gefühl, dass Worte nicht ausdrücken können, was Sie für den anderen empfinden? Stolz?

Suchen Sie nach Möglichkeiten, wie die Gruppenteilnehmer ihre Empfindungen gegenüber anderen ohne sprachliche Mittel ausdrucken konnen. Notieren Sie möglichst viele. Hier einige Beispiele:

- Blumen
- Schokolade
- eine Karte
- ein Notiz
- ein Text
- ein Brief

Übung
Bitten Sie die Gruppenteilnehmer, an einen Menschen zu denken, der ihnen viel bedeutet, und ein Bild auszuwählen, das die Qualität dieser Beziehung zum Ausdruck bringt. So kann ein Mensch, der Unterstützung gewährt, als Fels dargestellt werden, einer, der ständig zweifelt und hinterfragt, als Dorn. Ein Regenbogen könnte einen Menschen symbolisieren, der Optimismus oder Hoffnung ausstrahlt, und ein Clown einen, in dessen Gesellschaft man viel Spaß hat.

Widmen Sie der Auseinandersetzung mit den Bildern eine ganze Sitzung. Beobachten Sie, was passiert, wenn Sie den Prozess umkehren und die Gruppenteilnehmer Bilder auswählen lassen für die Rolle, die sie in den genannten oder in anderen Beziehungen spielen.

Erweiterte Übung
Wenn die Gruppenteilnehmer bereit sind, noch einen Schritt weiter zu gehen, suchen Sie mit ihnen nach Möglichkeiten, wie sie ihre Bilder der Person zukommen lassen können, die gemeint ist. Beispielsweise könnten sie mithilfe von Pappe aus ihren Bildern Karten machen und zur Erklärung ein paar Zeilen auf die Innenseite schreiben.

7.1.6 Ein Geschenk für dich

Diese Übung baut auf der letzten auf und beschäftigt sich mit dem Thema Beziehungen und Geschenke.

Material
Fotoausrüstung, Bilder aus Büchern, Zeitschriften und dem Internet

Einstimmung
Die Gruppenteilnehmer beantworten folgende Fragen:

- Was ist das schönste Geschenk, das Sie je bekommen haben?
- Was ist das schönste Geschenk, das Sie jemandem gemacht haben?
- Was macht ein gutes Geschenk aus?

Übung
Bitten Sie die Gruppenteilnehmer, an einen Menschen zu denken, der ihnen viel bedeutet, und fragen Sie sie, was sie diesem Menschen schenken würden, wenn Geld keine Rolle spielte. Animieren Sie sie, großzügig zu sein. Die Gruppenteilnehmer machen entweder mit ihrer Kamera Fotos von diesen Dingen oder sie suchen in Büchern, Zeitschriften und im Internet nach entsprechenden Bildern. Dank der Bandbreite der visuellen Medien sind ihrer Fantasie keine Grenzen ge-

setzt, und sie können die karibischen Inseln, Yachten und Diamanten verschenken, aber auch ideelle Geschenke wie Frieden, Gelassenheit, Sonnenschein.

Die Gruppenmitglieder zeigen ihre Bilder und diskutieren über ihre Wahl und darüber, was diese über die Person und ihre Beziehung zu ihnen aussagt.

Praxisreflexion

Ich habe diese Übung in verschiedenen Settings eingesetzt. Einmal habe ich mit einer Elterngruppe gearbeitet, die in einer Gegend mit hoher sozialer Deprivation ansässig war. Es ging um die Probleme, die entstehen, wenn für die Versorgung von Kindern und Jugendlichen nur wenig Geld vorhanden ist. Es wurde ausführlich darüber diskutiert, wie es sich anfühlt, wenn die Gesellschaft Liebe durch materielle Dinge ersetzt. Die Gruppenteilnehmer erörterten, inwiefern der Aufbau von Beziehungen darunter leidet. Anschließend gingen wir mit der Kamera auf die Suche nach ideellen Geschenken wie Liebe, Aufrichtigkeit, Sicherheit, Zeit. Die Familien fanden dies sehr ermutigend, und eine Teilnehmerin berichtete, sie habe ihrer Tochter im Teenageralter von der Übung erzählt, und die habe daraufhin gesagt, das schönste Geschenk, das ihre Mutter ihr machen könne, sei ihre Zeit; sie habe viel mehr davon, als wenn ihre Mutter die ganze Zeit arbeite, um ihr irgendwelches «Zeugs» schenken zu können.

7.1.7 Eine besondere Erinnerung

Von den meisten Menschen bekommt man lediglich ein zweidimensionales Bild zu sehen, was nicht selten zu Schwierigkeiten führt. In der Tat sind viele Beziehungsprobleme darauf zurückzuführen, dass Menschen nicht in der Lage sind, hinter das Äußere zu schauen. Diese Übung ist besonders zu empfehlen für die Arbeit mit Gruppenteilnehmern, die Schwierigkeiten mit dem Aufbau von Beziehungen haben. Die Übung sollte mit Bedacht eingesetzt werden, da persönliche Dinge zur Sprache kommen.

Material

Die Gruppenteilnehmer bringen Fotos von einer besonderen Erinnerung mit.

Einstimmung

Die Gruppenteilnehmer arbeiten in kleinen Gruppen zusammen. Sie versuchen, drei Dinge zu finden, die alle in jeder der kleinen Gruppen gemeinsam haben. Dabei geht es nicht um Äußerlichkeiten (wie blonde Haar oder braune Schuhe), sondern um Hobbys, Interessen, Leistungen in der Vergangenheit, Befürchtungen und Hoffnungen. Um das Ganze interessanter zu machen, können Sie einen

Preis für die Kleingruppe mit den drei ungewöhnlichsten Gemeinsamkeiten stiften.

Übung
Die Gruppenteilnehmer arbeiten weiter in ihrer Kleingruppe und zeigen ein Foto von einer besonderen Erinnerung.

- Sie erläutern, was auf dem Bild geschieht, erzählen etwas über die Personen und darüber, was sie tun.
- Dann begründen sie, weshalb sie gerade dieses Bild ausgewählt haben und was dies den anderen Gruppenmitgliedern über sie verraten soll.
- Wenn die Gruppe dazu fähig ist, kann sie alle positiven Dinge aufzählen, die das Bild ihnen vermittelt hat, und der Person dafür danken, dass sie diese offenbart hat.

Die Kleingruppen lösen sich auf, und die Gruppenteilnehmer diskutieren in der großen Gruppe ihre Wahrnehmungen während der Übung und die Erkenntnisse, die sie daraus gewonnen haben.

7.1.8 Die Freunde auf einen Blick

Diese von Judy Weiser (1999) inspirierte Übung hilft den Gruppenteilnehmern, sich mit ihrem Unterstützungsnetzwerk auseinanderzusetzen; sie bietet Gelegenheit, ihre Freundschaften und die Bedürfnisse, die einzelne Freunde erfüllen, zu würdigen. Die Arbeit mit Fotos hat den Vorteil, dass die Gruppenteilnehmer das Unterstützungsnetzwerk, von dem sie profitieren, bildlich vor Augen haben. Die Gruppenteilnehmer werden gebeten, Fotos von Freunden und Familienmitgliedern mitzubringen. Die Menschen auf den Fotos sollten alle noch leben.

Material
Flipchart-Papier und Stifte, Papier (große Blätter), kunsthandwerkliche Ausrüstung

Einstimmung
Die Gruppenteilnehmer nennen Eigenschaften, die einen guten Freund auszeichnen. Sie entwickeln gemeinsam ein Rezept für eine gute Freundschaft (z. B. ein gutes Maß an Vertrauen, eine Prise Realitätssinn, viel Zeit zum Reifen).

Übung
Die Gruppenteilnehmer erläutern ihre Bilder und erzählen, wer die Menschen auf den Fotos sind.

Jeder Gruppenteilnehmer zeichnet vier konzentrische Kreise auf ein großes Blatt Papier.

- Zuerst legen sie ein Foto von sich in den inneren Kreis.
- In den nächsten Kreis legen sie Bilder von Menschen (oder Haustieren), die ihnen besonders nahe stehen. Menschen, die für sie «etwas Besonderes» sind.
- In den nächsten Kreis kommen Bilder von Menschen, die sie als Freunde bezeichnen würden.
- Im äußeren Kreis sind Bilder von Menschen, die sie als Bekannte bezeichnen würden.

Die Gruppenteilnehmer beschäftigen sich mit dem Schaubild und beantworten dann folgende Fragen:

- Was fällt Ihnen an Ihrem Schaubild auf?
- Haben Sie mehr enge Freunde als Bekannte oder würden Sie die Leute, die Sie kennen, eher als Bekannte oder als Freunde bezeichnen?
- Überrascht Sie der Platz, den Sie bestimmten Leuten zugewiesen haben?

Setzen Sie sich auf dieser Basis mit folgenden Fragen auseinander:

- Zu wem würden Sie gehen, wenn Sie Aufmunterung nötig hätten?
- Zu wem würden Sie gehen, wenn Sie eine ehrliche Meinung hören wollten?
- Zu wem würden Sie gehen, wenn etwas sehr Persönliches Sie beunruhigen würde?
- Zu wem würden Sie gehen, wenn Sie sich bestätigt fühlen wollen?
- Zu wem würden Sie gehen, wenn Sie mal wieder richtig lachen wollten?
- In welcher Rolle sehen Ihre Freunde Sie Ihrer Ansicht nach?

8 Bilder als Anregung zur Reflexion

Reflexion verdichtet Erfahrungen zu Wissen. Sie hilft, einen Sinn in der Welt zu sehen und sie ist der Schlüssel zur Einsicht. Der Reflexionsprozess schafft Distanz zu konkreten Ereignissen und erlaubt es uns, dieselbe Situation immer wieder aus unterschiedlichen Blickwinkeln zu betrachten und so auch andere relevante Faktoren wahrzunehmen, bevor wir eine Änderung unseres Verhaltens in Erwägung ziehen. Darüber hinaus verdanken wir der Reflexion Erkenntnisse über uns selbst und darüber, wer wir sind. Die Fähigkeit zur Reflexion ist denn auch der erste Schritt zu mehr Selbstwahrnehmung und zu der Erkenntnis, dass Veränderung nötig ist. Reflexion ist generell von zentraler Bedeutung für die persönliche Entwicklung. Aus diesem Grund geht es in diesem Kapitel darum, wie Reflexion durch die Fotografie und das Fotografieren unterstützt werden kann.

Es gibt verschiedene Reflexionsmodelle. Viele setzen auf schriftliche Texte und die Fähigkeit, Ereignisse zu erinnern, die zu Erkenntnissen führen. Diese als «kritische Ereignisse» bezeichneten Situationen sind schwer zu fassen und noch schwerer zu analysieren. Das Fotografieren hat dagegen den großen Vorteil, dass es möglich macht, Erfahrungen sofort festzuhalten und Gedanken zu strukturieren. Wenn Bilder in kleinen Gruppen gezeigt und analysiert werden, lernen die Gruppenteilnehmer, Situationen anders wahrzunehmen, sie aus unterschiedlichen Blickwinkeln zu betrachten und über neue Verhaltensweisen nachzudenken. Sobald sie sich an das Reflektieren in der Gruppe gewöhnt haben, können sie ihre Fähigkeiten durch eigene Reflexionsprozesse weiterentwickeln.

Die Übungen in diesem Kapitel zeigen, wie die Kamera Reflexionsprozesse unterstützt und so den Gruppenteilnehmern hilft, sich an Ereignisse und Gefühle zu erinnern und mit ihnen in Kontakt zu kommen. Es wird erläutert, wie Bilder eingesetzt und analysiert werden und welche Rolle Metaphern in diesem Prozess spielen. Die Kamera wird hauptsächlich dazu benutzt, sich wiederholt mit Erfahrungen auseinanderzusetzen und andere Betrachtungsweisen kennenzulernen. Dies hilft, Situationen anders wahrzunehmen, neue Möglichkeiten zu entwickeln und Ergebnisse zu verändern.

Die Übungen nutzen die Vorzüge der Fotografie, die es ermöglicht, Ereignisse aus unterschiedlichen Perspektiven zu betrachten und so neue Erkenntnisse zu gewinnen. Das Schöne an diesem Medium ist, dass die aufgenommenen Bilder faktisch eine Dokumentation der besinnlichen Reise darstellen und im Lichte neu gewonnener Erkenntnisse immer wieder betrachtet werden können. In diesem Sinn ist Reflexion Teil eines kontinuierlichen Selbsterkenntnis- und Veränderungsprozesses und ein probates Mittel zur Selbsterforschung und persönlichen Weiterentwicklung.

8.1 Übungen

8.1.1 Alles eine Frage des Blickwinkels

Viele Reflexionsprozesse beruhen auf der Fähigkeit, Situationen aus unterschiedlichen Blickwinkeln betrachten zu können. Die folgende Übung beschäftigt sich mit diesem Thema.

Material
Werbung aus Zeitschriften und aus dem Internet, Wortkarten

Einstimmung
Geschickte Werbekampagnen veranlassen die Betrachter, Bilder aus unterschiedlichen Blickwinkeln wahrzunehmen. Sie können den Gruppenteilnehmern entsprechendes Werbematerial zeigen oder sich Überschriften für Bilder ausdenken. Letzteres ist besonders effektvoll, wenn ein und dasselbe Bild zwei gegensätzliche Überschriften hat. Beispiel: Das Bild eines Kuchens, einmal mit der Überschrift «eklig» und einmal mit «lecker», oder das Bild eines Glases, einmal mit der Überschrift «halb voll» und einmal mit «halb leer». Erörtern Sie, welchen Einfluss die Überschrift auf die Wahrnehmung des Bildes hat.

Übung
Auf der Grundlage dieser Diskussion denken sich die Gruppenteilnehmer eine Bildunter- oder -überschrift aus, die möglichst aus einem Wort oder einer Phrase bestehen sollte, die unterschiedlich aufgefasst werden kann, wie etwa:

- sensibel (überempfindlich) vs. sensibel (einfühlsam)
- zutraulich (vertrauensvoll) vs. zutraulich (schwach, leichtgläubig, naiv).

Anschließend macht die Gruppe eine Fotoserie, die die Bildunter- oder -überschrift festhält oder widerspiegelt. Diskutieren Sie anhand folgender Fragen die Bilder mit der Gruppe:

- Inwiefern wird Ihre Interpretation des Wortes oder der Phrase durch die Bilder der anderen verändert?
- Was lernen Sie aus ihnen für die Betrachtung von Objekten aus unterschiedlichen Blickwinkeln?
- Was können Sie daraus lernen über Ihre Wertvorstellungen und Ihre Art, bestimmte Merkmale wahrzunehmen?

Bitten Sie die Gruppenteilnehmer, aufbauend auf dieser Erfahrung an eine problematische Situation aus der letzten Zeit zu denken. Fordern Sie sie auf, diese Situation aus einem anderen Blickwinkel zu betrachten und umzudeuten. Ein Beispiel: Eine als «Katastrophe» empfundene Situation kann zu einer «Lernerfahrung» umgedeutet werden. Fragen Sie die Gruppenteilnehmer, wie sie sich dabei fühlen und ob ihnen noch weitere Situationen einfallen, die sie anders wahrnehmen und umdeuten können?

8.1.2
Ein besinnlicher Spaziergang

Eine der Aufgaben jeglicher Reflexion besteht darin, Gefühle zu erkennen und eine Verbindung dazu herzustellen. Diese Übung bietet den Gruppenteilnehmern verschiedene Möglichkeiten, mit diesem Prozess zu beginnen. Sie kann in der Einzelberatung, Gruppenarbeit oder in der Arbeit mit einem «besinnlichen Partner» eingesetzt werden. Die Ideen sind in erster Linie Joan Healey zu verdanken, Honorarprofessorin an der Sheffield Hallam University.

Material
Naturaufnahmen, Flipchart-Papier, Stifte, Fotoausrüstung

Einstimmung
Die Übung beginnt mit einer einfachen Metapher. Die Gruppenteilenehmer schauen sich Naturaufnahmen der verschiedenen Jahreszeiten an und wählen ein Bild aus. Sie stellen sich vor, die Aufnahme symbolisiere ihr Leben und beantworten folgende Fragen:

- Um welche Jahreszeit handelt es sich und woran erkennen Sie das?
- Was assoziieren Sie mit der Jahreszeit, mit dem Frühling beispielsweise Jugend und Chancen, mit dem Herbst die Lebensrückschau und mit dem Winter das Gefühl von Trostlosigkeit und Erstarrung?

Haben die Gruppenteilnehmer Schwierigkeiten mit dieser Metapher, können sie ihr Leben auch mit einer Wettervorhersage vergleichen: klar mit gelegentlichen Eintrübungen, neblig, sonnig, zeitweise unbeständig und gewitterhaft.

Übung
Laden Sie die Gruppenteilnehmer zu einem besinnlichen Spaziergang mit der Kamera ein. Auf diesem Spaziergang suchen und fotografieren sie Objekte oder Szenen, die wiedergeben, wie sie sich fühlen oder wahrnehmen. So könnte ein Gruppenteilnehmer, der sich müde und ausgelaugt fühlt, auf dem Spaziergang eine Stelle mit ausgetrockneter Erde finden, die genau seinem Gefühl von Erschöpfung und innerer Leere entspricht. Ein Gruppenteilnehmer, der vor Energie strotzt, könnte eine Rose kurz vor dem Aufblühen fotografieren. Die Gruppenteilnehmer sollen sich von ihrer Intuition leiten lassen und nicht erst lange darüber nachdenken, was sie auswählen.

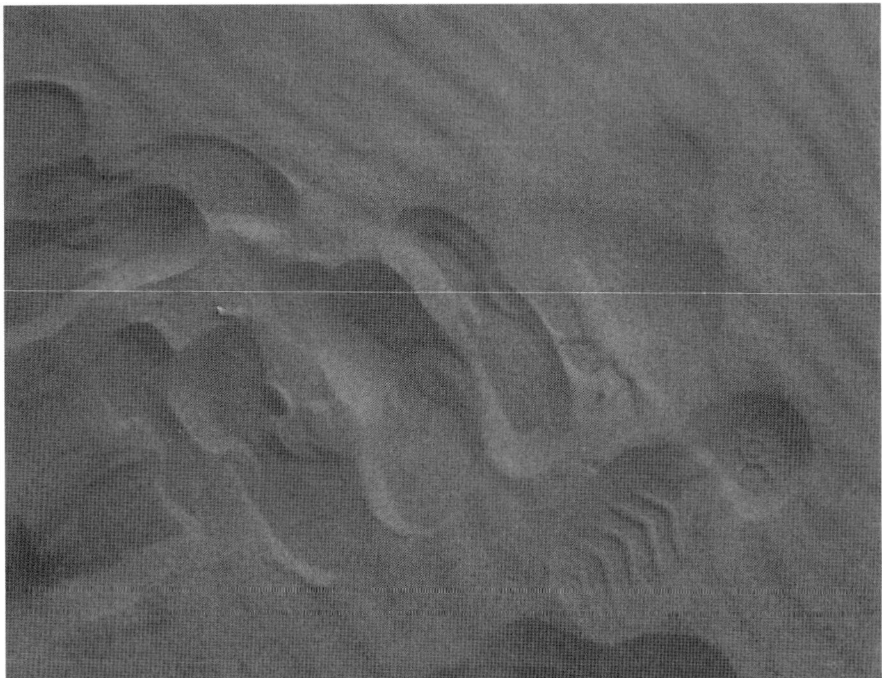

Abbildung 8-1: Ich hatte in der letzten Zeit hart gearbeitet und konnte einfach nicht abschalten. Ich erzählte der Gruppe, wie ich mich fühlte, und bekam die Aufgabe, ein Bild zu suchen, das dieses Gefühl wiedergibt. Wir fuhren mit den Kindern an die Küste und machten einen Spaziergang am Strand. Die Hauptsaison war vorüber, und es war sehr windig. Als ich mich umschaute, stellte ich fest, dass meine Fußabdrücke verschwunden waren. In diesem Augenblick fiel bei mir der Groschen, und ich sah die Dinge wieder in der richtigen Perspektive.

Anschließend dienen die Fotos den Gruppenteilnehmern als Grundlage für eine reflexive schriftliche Auseinandersetzung, die sie in die Lage versetzen soll, eine Verbindung zu ihren Gefühlen herzustellen und darzulegen, was sie während der Aufnahme des Fotos empfunden haben.

Wenn diese Aktivität in regelmäßigen Abständen wiederholt wird, haben die Gruppenteilnehmer die Möglichkeit, Veränderungen im Lauf der Zeit zu dokumentieren.

Erweiterte Übung
Die Übung wird wiederholt, aber dieses Mal sollen die Gruppenteilnehmer auf dem Spaziergang nach Bildern Ausschau halten, die Lösungen präsentieren. Im Fall der Metapher der ausgetrockneten Erde könnte das Bild von einem plätschernden Bach oder einer Gießkanne die Lösung sein. Die Gruppenteilnehmer sollen dann die Metapher hinter sich lassen und sich echte Ressourcen ausdenken, die die Funktion der Gießkanne oder des plätschernden Baches übernehmen können. Dies kann ein Freund, eine bestimmte Umgebung oder eine Aktivität wie das Schwimmen sein.

8.1.3 Sechs unterschiedliche Sichtweisen

Eine Situation aus einem anderen Blickwinkel zu betrachten, kann eine echte Herausforderung darstellen. Die kleinste Verlagerung kann eine Situation manchmal völlig umdrehen und die Wahrnehmung infrage stellen. Diese Übung animiert die Gruppenteilnehmer, Dinge aus unterschiedlichen Blickwinkeln zu betrachten und so neue Erkenntnisse zu gewinnen.

Material
Polaroid- oder Digitalkamera

Einstimmung
Stellen Sie verschiedene Gegenstände auf eine ebene Fläche und bitten Sie die Teilnehmer, sie mit ihrer Kamera aus unterschiedlichen Blickwinkeln zu fotografieren: von oben, von der Seite, aus einem bestimmten Winkel, von unten, aus der Nähe und aus der Entfernung. Wenn die Gruppenteilnehmer mit einer Polaroid- oder Digitalkamera fotografieren, können sie die Bilder sofort anschauen und vergleichen. Stattdessen können Sie auch mit ihnen darüber diskutieren, wie es sich anfühlt, dieselben Gegenstände aus unterschiedlichen Blickwinkeln wahrzunehmen.

Übung
Die Gruppenteilnehmer benutzen eines ihrer eigenen Bilder oder ein Bild, das der Moderator zur Verfügung stellt. Auf dem Foto sollte mehr als ein Sujet (Menschen, Haustiere oder andere Tiere) zu sehen sein. Bitten Sie die Gruppenteilnehmer, die Szene aus verschiedenen Blickwinkeln zu betrachten:

- aus der Perspektive des neutralen Betrachters
- aus der Perspektive eines der auf dem Foto abgebildeten Sujets
- aus der Perspektive des Gruppenteilnehmers, falls dieser auch auf dem Foto abgebildet ist.

Lassen Sie die Gruppenteilnehmer aus den oben genannten Perspektiven schriftlich festhalten,

- was die Person gesehen hat
- was sie gedacht hat
- was sie empfunden hat
- welche Ängste und Hoffnungen sie hat.

Die Gruppenteilnehmer beschreiben ihre Gefühle bei dieser Aufgabe und diskutieren, wie sie dieses Verfahren in schwierigen Situationen einsetzen können.

8.1.4 Die Welt aus der Sicht eines anderen erleben

Diese Übung baut auf den vorigen auf. Die Gruppenteilnehmer überprüfen zunächst ihre Klischeevorstellungen und versuchen dann, die Welt aus der Sicht einer anderen Person wahrzunehmen. Diese Übung ist sowohl für die Arbeit mit Gruppen als auch für die Einzelberatung geeignet.

Material
Fotos oder Bilder aus Zeitschriften, auf denen Schuhe[4] abgebildet sind, Fotoausrüstung

Einstimmung
Die Gruppenteilnehmer schauen sich die Fotos oder Bilder von Schuhen an (z. B. Schuhe mit Stöckelschuhe, Dr. Martens (Docs/Doc Martens), Herrenhalbschuhe, Stiefel, Schnürschuhe, Sportschuhe) und überlegen, welcher Typ Mensch welchen Schuh tragen würde. Dann beantworten sie folgende Fragen:

4 Die englische Originalüberschrift zu Abschnitt 8.1.4 lautet: «Walking in someone else's shoes». (Anm. d. Verlags)

- Ist dieser Mensch jung, alt, lustig oder ernst?
- Welchen Beruf hat er?
- Wie heißt er?
- Welche Interessen hat er?
- Wie sieht sein typischer Tagesablauf aus?
- Welche Speisen mag er und welche nicht?
- Welche Freunde hat er und welche Schuhe tragen diese?
- Wie nimmt er die Welt wahr?
- Welche Hoffnungen und Ängste hat er?

Die Gruppenteilnehmer lesen ihre Antworten vor und tauschen ihre Erfahrungen aus.

Übung
Die Gruppenteilnehmer versuchen anhand ihrer Antworten, sich in diesen Menschen hineinzuversetzen (engl. *to walk in the shoes of this person*). Sie machen Fotos, die zeigen, wie er ihrer Ansicht nach die Welt wahrnimmt. Sie überlegen beispielsweise, wie sein typischer Tagesablauf aussieht, was seine Interessen sind, oder sie denken sich einen Gegenstand aus, der diesem Menschen wichtig ist, und machen ein Foto davon.

In der nächsten Sitzung präsentieren sie ihre Bilder, setzen sich mit den gewonnenen Erkenntnissen auseinander und erörtern, wie es sich anfühlt, die Welt aus der Sicht eines anderen zu betrachten. Hat die Aktivität dazu geführt, dass die Gruppenteilnehmer sich intensiver mit der Frage beschäftigen, wer ein Mensch ist? Welche Erkenntnisse haben sie über ihre eigenen Klischeevorstellungen gewonnen? Werden diese Erkenntnisse dazu führen, dass sie Menschen anders wahrnehmen und vorsichtiger sind, was voreilige Schlussfolgerungen anbelangt?

Erweiterte Übung
Die Gruppenteilnehmer wiederholen die Übung mit einer besonders herausfordernden Situation oder Person.

8.1.5 Sprechblasen: Momentaufnahmen

Eine der Schwierigkeiten mit Reflexionen besteht darin, sich daran zu erinnern, was zu einem bestimmten Zeitpunkt geschah und was man dabei dachte. Was haben Sie gesehen? Wen haben Sie wahrgenommen? Was haben Sie dabei gefühlt? Wer in eine Situation involviert ist, ist kein neutraler Betrachter, sondern nimmt die Geschehnisse zwangsläufig von innen wahr. Diese Übung zeigt, wie die Gruppenteilnehmer mithilfe von Fotos den Augenblick festhalten und sich später besinnen, wirklich be-sinnen können, was geschah.

Material
Pop-Art-Postkarten oder Pop-Art-Poster, Fotoausrüstung (vorzugsweise eine Polaroid- oder Digitalkamera wegen der Sofortbilder), Post-it^{TM}-Zettel und Stifte

Einstimmung
Zeigen Sie den Gruppenteilnehmern Pop-Art-Poster oder Pop-Art-Postkarten von Charakteren mit Sprechblasen oder Untertexten, die das Bild in einem anderen Licht erscheinen lassen. Als Einstieg eignen sich Postkarten oder Poster von Lichtenstein-Gemälden[5]. Die Gruppenteilnehmer setzen sich mit den Bildern auseinander, suchen anschließend in Zeitungen und Zeitschriften nach Bildern und beschriften sie mit eigenen Bildunterschriften. Sie können auch einen Wettbewerb veranstalten und den witzigsten oder originellsten Text prämieren.

Übung
Teilen Sie die Gruppe. Die eine Hälfte nimmt an einer Gruppenaktivität (einem Spiel oder einer künstlerischen Übung) teil und die andere Hälfte fotografiert sie dabei. Polaroid- oder Digitalkameras sind ideal, so dass die Bilder sofort zur Verfügung stehen. Nach der Übung werden die Bilder so arrangiert, dass die Gruppenteilnehmer alle sehen können.

Dann bitten Sie die Gruppenteilnehmer, die an der Gruppenaktivität teilgenommen haben, mit Post-it^{TM}-Zetteln Sprechblasen zu machen, die verraten, was sie zu dem Zeitpunkt, als die einzelnen Fotos aufgenommen wurden, gedacht haben. Die Gruppenteilnehmer, die fotografiert haben, machen ebenfalls Sprechblasen, die verraten, was die betreffende Person ihrer Ansicht nach gedacht hat. Beide Gruppen heften ihre Sprechblasen an die Bilder und tauschen ihre Ansichten aus.

Zum Abschluss der Übung diskutieren Sie über den Prozess und darüber, wie gut die Gruppenteilnehmer im «Lesen von Situationen» sind. Fordern Sie die Gruppenteilnehmer auf zu überlegen, wann sie schon einmal die Körpersprache einer anderen Person falsch gelesen und eine Situation falsch interpretiert haben.

Praxisreflexion

> *Ich habe diese Übung einmal in abgewandelter Form bei einer Gruppe eingesetzt, deren Mitglieder große Probleme hatten, Situationen «zu lesen». Einige reagierten überempfindlich auf nonverbale Zeichen, hielten Konzentration fälschlicherweise für Langeweile oder waren nicht in der Lage, Anzeichen von Wut oder Erregung zu erkennen.*
> *Wir machten mit der Gruppe eine Übung. Die Moderatoren standen etwas abseits und fotografierten. Dank der Digitalkameras waren die Bilder sofort verfügbar, und wir druckten von einigen Bildern je zwei Kopien aus, während*

5 Roy Lichtenstein (1923–1997), amerikanischer Pop-Künstler. Seine Arbeit ist stark von populärer Werbung und vom Stil des Comics beeinflusst.

die Gruppenteilnehmer in der Kaffeepause waren. Meine Kollegin hatte mit der Autoformat-Funktion von Microsoft Word verschiedene Sprechblasen angefertigt, einen Satz auf blauem und einen auf weißem Papier. Anschließend baten wir die Gruppenteilnehmer, ein Foto von sich herauszusuchen und in die weiße Sprechblase einen Gedanken oder ein Gefühl zu schreiben. Danach mussten sie eine andere Person auf dem Foto auswählen und in die blaue Sprechblase schreiben, was diese Person ihrer Ansicht nach gedacht hat. Zu guter Letzt wurden die Sprechblasen an die Bilder geheftet. Es war sehr interessant, die tatsächlichen Gedanken der Gruppenteilnehmer damit zu vergleichen, wie die anderen Gruppenteilnehmer ihre Emotionen wahrnahmen.

Der Prozess war sehr effektiv und erforderte klare Grundregeln, um einen behutsamen Umgang mit den Reaktionen zu gewährleisten. Aber für viele Gruppenteilnehmer war der Prozess sehr hilfreich und er hat viele interessante Diskussionen darüber aufgeworfen, wie man die Gefühle anderer erkennen kann.

Erweiterte Übung

Diese Übung lässt sich sehr gut weiterentwickeln. Bitten Sie die Gruppenteilnehmer, aus ihrem Familienalbum ein Bild auszusuchen, an dessen Aufnahme sie sich erinnern. Dies kann ein neueres Foto sein oder ein Bild, das eine besondere Bedeutung hat, weil es mit einem bestimmten Ereignis in Zusammenhang steht. Benutzen Sie die fertigen «Sprechblasen-Schablonen» von MS Word und bitten Sie die Gruppenteilnehmer, in eine Sprechblase zu schreiben, was sie zu dem betreffenden Zeitpunkt gedacht haben und anschließend auch die Gedanken der anderen Menschen auf dem Foto aufzuschreiben. Wenn Tiere auf dem Foto abgebildet sind, könnte es interessant sein, auch ihre Gedanken zu notieren!

Während die Gruppenteilnehmer die verschiedenen Sprechblasen betrachten, stellen Sie folgende Fragen:

- Hat Sie irgendeine Sprechblase überrascht?
- Verändert sich dadurch Ihre Einschätzung der Situation?
- Wenn Sie den Menschen auf dem Foto etwas sagen könnten, was würden Sie ihnen sagen?
- Haben Sie durch die Übung neue Erkenntnisse über sich gewonnen?
- Hat die Übung dazu geführt, dass Sie die Menschen oder die Situation anders einschätzen?
- Wenn ja, was werden Sie in Zukunft anders machen?

Bitten Sie die Gruppenteilnehmer, sich schriftlich mit ihren Erkenntnissen auseinanderzusetzen.

8.1.6
Das Ende verändern

Sich zu verändern, ist schwierig, und es passiert sehr oft, dass Menschen hartnäckig an problematischen Verhaltensweisen festhalten. Reflexion ist eine Möglichkeit, Situationen aus der Distanz zu betrachten, sich erneut mit ihnen auseinanderzusetzen und dann seine Einschätzung und sein Verhalten zu ändern. Die Fotografie bietet die Chance, verschiedene Szenarien mit einem anderen Ausgang durchzuspielen und zu dokumentieren und gleichzeitig die Kontrolle über den Prozess zu behalten.

Material
Verschiedene Cartoons und Comicstrips, ein in sechs gleich große Quadrate eingeteiltes Blatt Papier, Filzstifte und Bleistifte, Fotoausrüstung

Einstimmung
Die Gruppenteilnehmer schauen sich Bilder von Cartoons und Comicstrips an, um herauszufinden, was einen guten Cartoon ausmacht. Der Moderator notiert ihre Ideen auf Flipchart-Papier.

Übung
Die Gruppenteilnehmer zählen problematische Verhaltensweisen auf, die sie schwer abstellen können (z.B. aus Pflichtbewusstsein «ja» sagen, wenn sie lieber «nein» sagen würden).

Im nächsten Schritt stellen sie eine solche Situation als Cartoon dar. Sie unterteilen sie in sechs Szenen oder Stadien und zeichnen jeweils eine Szene in ein Quadrat ein.

Dann denken sie sich ein anderes Ende für die Situation aus. Das Ende kann fiktiv oder realistisch sein. Mithilfe von selbst aufgenommenen Fotos oder aus Büchern und Zeitschriften ausgewählten Bildern stellen sie das Ende in visueller Form dar. Dann schauen sie sich den ganzen Cartoon noch einmal an und überlegen, wie sie die einzelnen Szenen verändern müssten, damit das Ende so wird, wie sie es sich wünschen.

8.1.7
Wenn ich damals gewusst hätte, was ich heute weiß

Wie oft sagt man «im Nachhinein betrachtet» oder «Wenn ich damals gewusst hätte, was ich heute weiß ...». Die Zeit ist ein guter Lehrmeister. Reflexion bedeutet nachdenken und aus Entscheidungen und deren Konsequenzen lernen. Diese Übung stellt die Gruppenteilnehmer genau vor diese Aufgabe. Der Prozess ist sehr effektiv und besonders geeignet für Gruppen, deren Mitglieder sich gut kennen und einander vertrauen.

Material
Ein Auszug aus «Alles, was Du wirklich wissen musst, hast Du schon im Kindergarten gelernt»[6]) von Robert Fulghum[7], Fotos von den Gruppenteilnehmern aus verschiedenen Lebensphasen.

Einstimmung
Lesen Sie mit der Gruppe «Alles, was Du wirklich wissen musst, hast Du schon im Kindergarten gelernt» von Robert Fulghum. Mit diesem Text als Grundlage schreiben die Gruppenteilnehmer zehn Lektionen auf, die sie im Laufe ihres Lebens gelernt haben. Bitten Sie die Gruppenteilnehmer, einen Ratgeber mit dem Titel «Lebensregeln» für junge Leute von heute zu schreiben. Dann lassen Sie sie gemeinsam zehn Regeln erarbeiten, die auf ihren Erfahrungen basieren: Fünf sollen mit einer Affirmation beginnen, zum Beispiel: «Machen Sie ...», fünf mit einer Negation, zum Beispiel: «Machen Sie nicht ...». Diskutieren Sie über die Illustration des Ratgebers und über die Art der Bilder, die sich dafür eignen.

Übung
Die Gruppenteilnehmer bringen Fotos von sich aus verschiedenen Lebensphasen mit. Jeder ordnet seine Fotos chronologisch, überlegt, welche wichtigen Ereignisse nicht auf den Bildern zu sehen sind, und ersetzt diese durch unbeschriebene Karten oder Bilder aus Zeitschriften, um die chronologische Ordnung zu vervollständigen.

Im nächsten Stadium des Prozesses stellen sich die Gruppenmitglieder vor, dass die Bilder sprechen können. Sie beginnen mit dem letzten Bild und überlegen, was dieses zu dem nächsten Bild sagen könnte. Die folgenden Fragen dienen als Orientierungshilfe:

- Welchen Rat würde die Person, die Sie heute sind, der Person geben, die Sie damals waren?
- Welche Fehler sollte diese Person vermeiden?
- Welche Chancen sollte sie nutzen?

6 «Alles, was Du wirklich wissen musst, hast Du schon im Kindergarten gelernt. Ungewöhnliche Betrachtungen über gewöhnliche Dinge. München: Goldmann, 1998. (Originaltitel: «All I really need to know I learnt in Kindergarten.»)

7 Robert Fulghum (geb. 1937), amerikanischer Autor. Verfasst hauptsächlich kurze Essays.

Die Gruppenteilnehmer wiederholen diesen Prozess mit den anderen Bildern in chronologischer Reihenfolge. Sobald die Mitglieder Vertrauen zu sich selbst und den anderen Mitgliedern entwickelt haben, können Sie ihnen eine Variante vorschlagen und das letzte Bild beispielsweise mit dem ersten kommunizieren lassen und umgekehrt. So könnte eines der Bilder am Anfang der chronologischen Reihe über Hoffnungen und Träume sprechen, die das letzte Bild vergessen hat.

Die Gruppenteilnehmer diskutieren über den Prozess, neu gewonnene Erkenntnisse und Lehren, die sie in Zukunft beherzigen werden.

9 Bilder und Ich-Identität

Wie das vorige Kapitel gezeigt hat, fördert Fotografieren die Reflexion. Fotografieren wird so zu einem idealen Medium, wenn es darum geht herauszufinden, wer wir sind. Jansen schreibt:

> *In der Therapie ist es vor allem der Zugang zu Erinnerungen, der den Klienten hilft, ein Gefühl für Identität, Individualität, Einzigartigkeit und Bedeutung – kurzum Selbstgefühl – zu entwickeln.* *(Jansen, in Dowrick 1992, S. 22)*

Die wiederholte Auseinandersetzung mit Bildern führt nicht nur zu neuen Erkenntnissen, sondern bietet darüber hinaus auch die Möglichkeit, unbewusste, insgeheim gehegte Werte und Wertesysteme zu überdenken, frühere Erfolge zu betrachten und angestrebte Ziele zu benennen.

Die Übungen in diesem Kapitel bieten den Teilnehmern Gelegenheit, sich in der schützenden Atmosphäre der Gruppe auf einen Selbsterforschungsprozess einzulassen. Die Übungen sind verschiedenartig und können leicht angepasst werden. Das Angebot reicht von Entdeckungsreisen durch einen perfekten Tag, die einfach Spaß machen, bis hin zu Übungen, die darauf abzielen, anhand des Inhalts von Hand- oder Aktentaschen persönliche Wertvorstellungen ausfindig zu machen. Viele Übungen sind darauf angelegt, das Selbstwertgefühl und Selbstvertrauen der Gruppenteilnehmer zu verbessern, ihre Erfolge zu würdigen und Aspekte in ihrem Alltag zu entdecken, die ihrem Leben Sinn geben und ihr Selbstgefühl stärken.

Eine Reihe von Übungen ist dem Thema Identität gewidmet. Hier werden Bilder als Metaphern verwendet, die den Gruppenteilnehmern helfen, die verborgenen Facetten ihrer Persönlichkeit kennenzulernen und nach Faktoren zu suchen, die ebenfalls Einfluss auf ihre Persönlichkeit nehmen.

Das Fotografieren wird schließlich auch genutzt, um Selbstporträts zu machen und persönliche Mythen zu hinterfragen, die die Weiterentwicklung behindern. Diese Übungen zeigen Fortschritte in der Selbstwahrnehmung an und helfen den Gruppenteilnehmern zu erkennen, welche Veränderungen nötig sind. Diese Veränderungen bilden das Fundament für die Übungen der folgenden Kapitel.

9.1 Übungen

9.1.1 So bin ich

Diese Übung soll die Gruppenteilnehmer dazu animieren, sich mit den Grundzügen ihrer Persönlichkeit auseinanderzusetzen. Während sie nach Möglichkeiten suchen, wie sie diese zum Ausdruck bringen und anderen vermitteln können, lernen sie ihre Prioritäten besser kennen.

Material
Fotoausrüstung (ideal wäre eine Polaroid- oder Digitalkamera, weil für diese Übung Sofortbilder am besten sind)

Einstimmung
Die Gruppenteilnehmer beantworten folgende Fragen:

- Wie stellen Sie sich einem Menschen vor, dem Sie zum ersten Mal begegnen?
- Welches sind die «drei wichtigsten» Informationen, die Sie mitteilen?

Der Moderator notiert die Antworten.

Übung
Die Gruppenteilnehmer machen zehn Fotos, die etwas von ihrer Persönlichkeit ausdrücken. Sie können sich auf Vorlieben, Abneigungen, Rollen, Wertvorstellungen, Hobbys, Interessen beziehen. Hier einige Beispiele:

- die Jahreszeit, in die sie geboren wurden
- Freunde
- Familie
- Lieblingsspeise
- Lieblingsgetränk
- Lieblingsfarbe
- Hobbys
- Interessen
- Rollen

Die Gruppenteilnehmer machen entweder aus diesen Bildern eine Fotocollage über sich selbst oder sie wählen ein Bild aus und erläutern es mit Worten, die einen Eindruck davon vermitteln, wer sie sind.

9.1.2
Der Inhalt meiner Tasche

Der Inhalt einer Hand- oder Aktentasche verrät sehr viel über ihren Besitzer. Bei dieser spielerischen Übung können die Gruppenteilnehmer mithilfe von Alltagsgegenständen herausfinden, wer sie sind.

Material
Handtaschen, Rucksäcke oder Aktentaschen der Gruppenteilnehmer samt Inhalt, Fotoausrüstung, Flipchart-Papier und Stifte

Einstimmung
Taschen gibt es in allen Formen und Größen. Frauen bevorzugen Handtaschen, Männer Aktentaschen oder Rucksäcke, manche Ärzte haben immer noch Gladstone-Taschen (zweiteilige leichte Reisetaschen). Diese Übung beginnt mit einer Spaßaktivität: Die Gruppenteilnehmer überlegen, was sie in den Taschen dieser bekannten historischen Persönlichkeiten finden könnten:

- Winston Churchill (Zigarre, Victory-Zeichen)
- Shakespeare (Feder, Pergament, Tinte, eine Ausgabe seines Gesamtwerks, Theaterführer, Globus)
- Königin Victoria (Kronjuwelen)
- Sherlock Holmes (Vergrößerungsglas, Pfeife, Deerstalker-Mütze)
- Mary Poppins (Bandmaß, Zuckerstücke, Arznei).

Sie können stattdessen auch verschiedene Dinge auflisten und die Gruppenteilnehmer raten lassen, zu wem sie gehören.

Übung
Die Gruppenteilnehmer leeren ihre Handtasche, ihren Rucksack oder ihre Aktentasche aus und fotografieren jeden Gegenstand. Fehlt ein Gegenstand, der sich normalerweise in der Tasche befindet, soll er durch etwas anderes ersetzt werden.

Zeigen Sie die Bilder in der nächsten Sitzung und probieren Sie Folgendes aus:

- Lassen Sie die Gruppenteilnehmer die Fotos nach Kategorien ihrer Wahl sortieren (z. B. wichtig/unwichtig; schön/praktisch; Arbeit/Vergnügen; Dinge für mich/Dinge für die Familie).
- Fragen Sie die Teilnehmer, welche drei Dinge sie behalten würden, wenn sie alle anderen abgeben müssten. Warum wählen sie gerade diese Dinge aus? Was verrät ihre Wahl über ihre Persönlichkeit? Wenn sie diese Übung vor drei Jahren gemacht hätten, hätten sie dieselben Dinge ausgewählt? Was hätten sie anders gemacht?

- Bitten Sie die Gruppenteilnehmer, die Dinge mit den Augen eines Fremden zu betrachten. Was verraten sie über die Person, in deren Tasche sie waren?
- Sie können die Übung abwandeln und sich anstelle des Inhalts der Hand- oder Aktentasche mit dem Inhalt des Kühlschranks beschäftigen.

9.1.3 Ein perfekter Tag

Auch diese Übung hilft den Gruppenteilnehmern, die positiven Aspekte ihres Lebens zu benennen und schätzen zu lernen.

Material
Flipchart-Papier und Stifte, Fotoausrüstung, Bilder aus Büchern und Zeitschriften, Papier oder Pappe, Klebstoff, Schere

Einstimmung
Diskutieren Sie zunächst mit der Gruppe oder dem Klienten die Zutaten für einen perfekten Tag. Hier zwei Beispiele:

- Nehmen Sie reichlich Schlaf. Geben Sie einen gemütlichen Morgen hinzu, eine Portion Humor, eine Spur Entspannung, ein paar vereinzelte Freunde; lassen Sie das Ganze in einem Glas guten Wein gären.
- Nehmen Sie einen sonnigen Tag, Freunde und Familie; um das Maß voll zu machen, geben Sie einen kleinen quirligen Hund hinzu und einen langen Spaziergang; mischen Sie das Ganze während eines Tages; stürzen Sie alles und lassen Sie es ruhen, wenn die Füße müde sind.

Übung
Die Gruppenteilnehmer machen eine Fotomontage von ihrem perfekten Tag und orientieren sich dabei an folgenden Fragen:

- Wo halten Sie sich auf?
- Wann wachen Sie auf?
- Was essen Sie?
- Was ziehen Sie an?
- Wohin gehen Sie?
- Mit wem gehen Sie?

Ermutigen Sie die Gruppenteilnehmer, sich mit der Bildmontage zu befassen. Gibt es irgendetwas, was sie überrascht? Wenn ja, was? Wie groß ist der Unterschied zwischen ihrem perfekten Tag und ihrem normalen Alltag? Die Gruppenteilnehmer überlegen, was sie verändern könnten.

9.1.4
Wie ich die Welt sehe

Jeder Mensch hat eine eigene Weltanschauung. Diese Übung bietet den Gruppenteilnehmern die Möglichkeit, sich näher mit ihrer Weltanschauung und ihren Wertvorstellen auseinanderzusetzen.

Material
Flipchart-Papier und Stift, Fotoausrüstung, Pappe, Schere, Klebstoff

Einstimmung
Die Gruppenteilnehmer sitzen im Kreis. Der Moderator gibt den Anfang eines Satzes vor, den die Gruppenteilnehmer möglichst schnell schriftlich vervollständigen müssen. Die Sätze beginnen so:

- Schönheit ist …
- Glück ist …
- Liebe ist …
- Enttäuschung ist …

Anschließend werden die vervollständigten Sätze der Reihe nach vorgelesen. Der Satzanfang «Liebe ist» könnte beispielsweise so fortgesetzt werden: ein Blumenstrauß … Frühstück im Bett … eine feuchte Nase. Weisen Sie deutlich darauf hin, dass es weder richtige noch falsche Reaktionen gibt und dass der Grundsatz gilt: je spontaner die Reaktion, desto besser. Wiederholen Sie das Ganze mit anderen Satzanfängen.

Übung
Die Gruppenteilnehmer konstruieren ein Banner oder eine Flagge als visuelle Repräsentation der folgenden Sätze. Sie wählen für jede Kategorie Fotos oder Bilder aus Büchern, Zeitungen oder Zeitschriften aus, die zu dem jeweiligen Thema oder Stimulus passen.

Liebe ist …	Reichtum ist …	Schönheit ist …
Zufriedenheit ist …	Freundschaft ist …	Freiheit ist …

Die Diskussion konzentriert sich auf Übereinstimmungen und Unterschiede zwischen den einzelnen Interpretationen. Auf der Grundlage dieser Diskussion gehen die Gruppenteilnehmer der Frage nach, was sie brauchen, um glücklich zu sein.

9.1.5 Unterschiedliche Perspektiven

Jeder Mensch hat ein Bild oder eine Vorstellung davon, wer er ist und wer er sein möchte. Manchmal stimmen beide Bilder überein, manchmal liegen sie weit auseinander. Wir können noch eine weitere Größe in diese Gleichung einfügen: das Bild, das andere unserer Ansicht nach von uns haben. Diese Übung bietet den Gruppenteilnehmern die Chance, die verschiedenen Perspektiven kennenzulernen.

Material
Flipchart-Papier, Stift, Fotoausrüstung

Einstimmung
Die Gruppenteilnehmer stellen sich vor, sie könnten eine historische Persönlichkeit zum Essen einladen. Sie sagen, wer die Persönlichkeit ist, und begründen ihre Wahl. Wen bewundern sie und wem eifern sie nach?

Übung
Die Gruppenteilnehmer machen mit ihrer Kamera Bilder (oder suchen Bilder aus), die zu den folgenden Kategorien passen. Jeder Teilnehmer macht für jede Kategorie mindestens fünf Bilder.

- *Das wahre Selbst:* Diese Fotos zeigen, wie die Gruppenteilnehmer sich selbst wahrnehmen. Die Bilder können das äußere Erscheinungsbild, aber auch eine Eigenschaft oder Besonderheit darstellen. Sie müssen nicht unbedingt mit der Wahrnehmung anderer übereinstimmen, sondern können Aspekte zeigen, die gut verborgen werden. Als ich diese Übung einmal mit einer Gruppe gemacht habe, hat eine gut 70-jährige Teilnehmerin ihr wahres Selbst als junge Frau dargestellt und damit zum Ausdruck gebracht, wie sie sich im Innern fühlte. Eine andere, sehr extrovertiert und temperamentvoll wirkende Teilnehmerin fotografierte einen winzigen Hasen und verriet so ihre Unsicherheit und Schüchternheit.
- *Das ideale Selbst:* Diese Bilder zeigen, wie die Gruppenteilnehmer sein möchten. Die Bilder können mit dem wahren Selbst übereinstimmen oder völlig davon abweichen.

9.1.6 Wie andere mich meiner Meinung nach sehen

Diese Kategorie ist vermutlich die schwierigste. Die Gruppenteilnehmer machen Bilder, die zeigen, wie sie ihrer Meinung nach von anderen wahrgenommen werden. Es können Bilder sein, die darstellen, wie sie sich der Welt präsentieren, oder solche, die die Klischees und Vorurteile der anderen spiegeln.

Wenn die Gruppenteilnehmer mit dem Fotografieren fertig sind, werden die Bilder in verschiedenen Kategorien nebeneinander gestellt. Lassen Sie die Gruppenteilnehmer die Bilder in Ruhe betrachten und dann folgende Fragen beantworten:

- Was fällt Ihnen an den verschiedenen Bildern auf?
- Sind Sie überrascht von einem der Bilder?
- Inwieweit stimmen die Bilder von Ihrem «wahren Selbst» mit denen von Ihrem «idealen Selbst» überein? Falls sie deutlich voneinander abweichen, was müssten Sie tun, um sie einander anzunähern? Hat die Übung Ihnen ein bestimmtes Ziel aufgezeigt?
- Was denken Sie über die Bilder, die zeigen, wie Sie Ihrer Meinung nach von anderen wahrgenommen werden? Haben bestimmte Ereignisse oder Situationen die Wahl dieser Bilder beeinflusst?

Abbildungen 9-1 bis **9-3** zeigen, was sich eine meiner Gruppen ausgedacht hat.

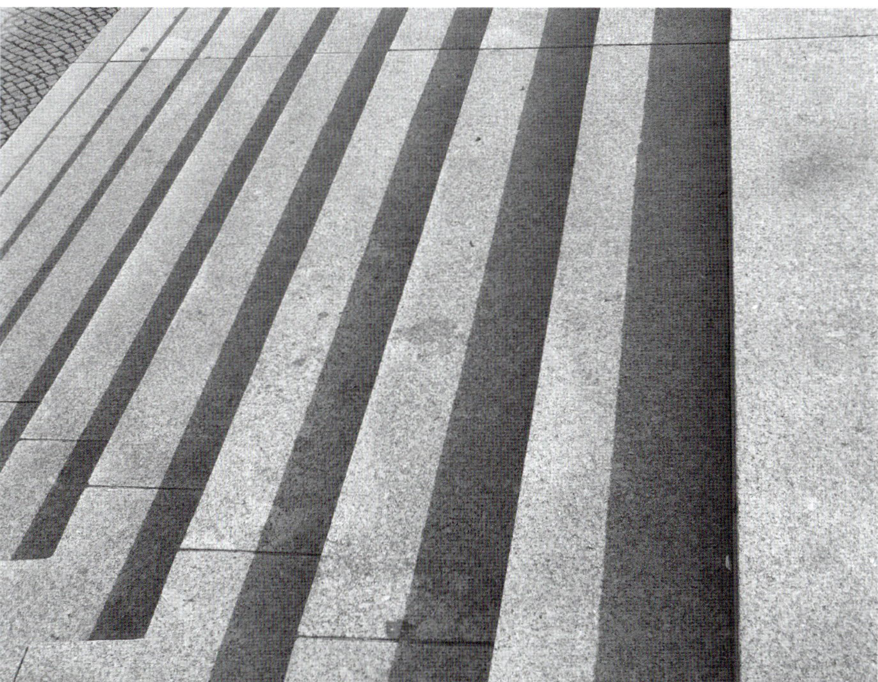

Abbildung 9-1: Ich glaube, dass andere mich als harte gerade Linien wahrnehmen. Ich habe dieses Bild ausgewählt, weil Beton ein robustes Produkt ist, das nicht nachgibt. Ich denke, so werde ich von anderen gesehen. Die Linien werden innen durch Stahlträger verstärkt.

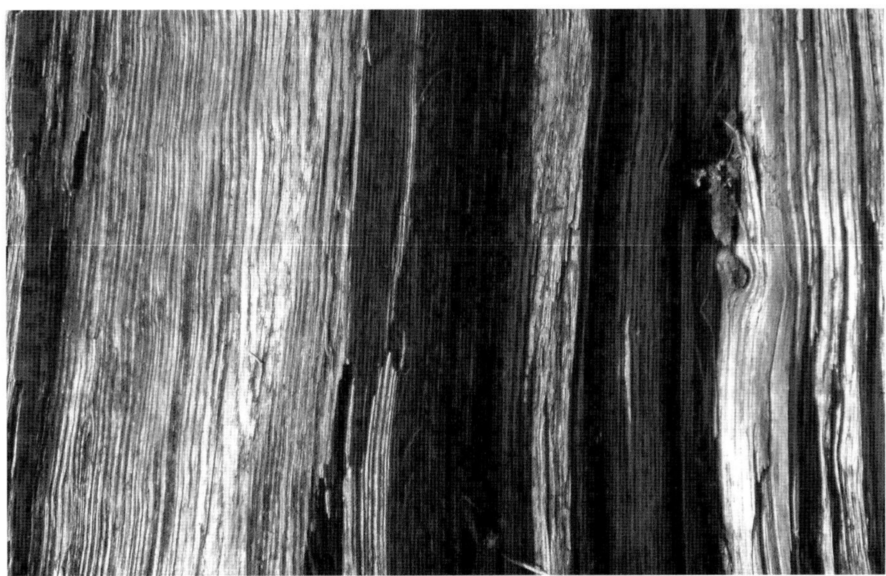

Abbildung 9-2: Dieses Bild zeigt, wie ich mich wahrnehme. Ich bin ein bisschen wie Holz. Ja, ich wachse immer noch wie es sich gehört und erhalte so die geraden Linien. Doch innen bin ich viel biegsamer, sehr viel sanfter. Ich fühle mich verletzlich. Holz ist auch so. Wenn es zu heiß wird, fängt es an zu brennen.

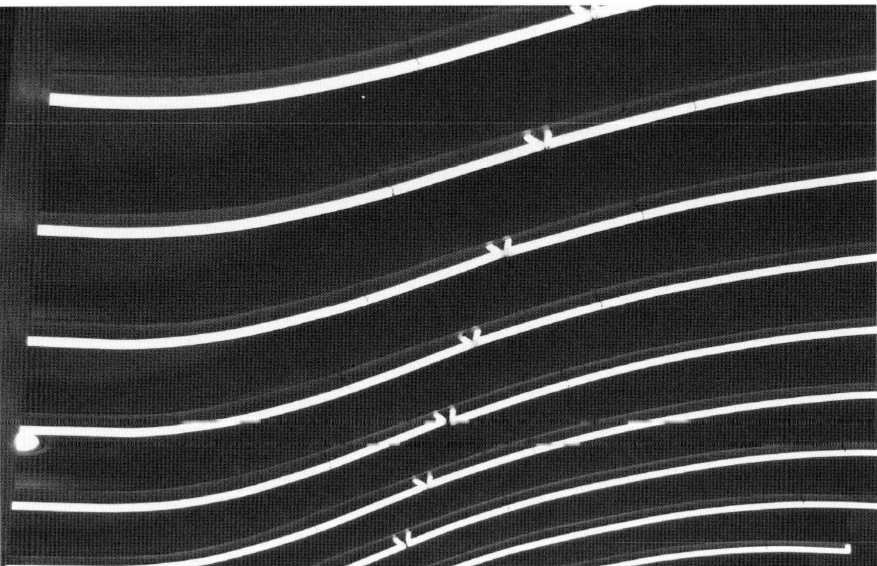

Abbildung 9-3: In meinem tiefsten Innern wäre ich gerne so wie diese geschwungenen Linien. Nachgiebiger, biegsamer. Ich mag dieses Bild, weil es Leichtigkeit und Biegsamkeit ausstrahlt. Es ist großartig. Obwohl Glas ein Material ist, das zersplittert, wenn es zu viel Druck aushalten muss.

9.1.7
Schichten abtragen: Ein Fotoalbum entsteht

Fotoalben sind etwas sehr Kostbares. Sie dokumentieren denkwürdige Ereignisse, außergewöhnliche Momente, wichtige Zeitabschnitte, interessante Orte. Die folgende Übung stellt den Gruppenteilnehmern die Aufgabe, ein persönliches Album der besonderen Art zu machen, eins, das hinter die Fassade blickt und ihnen erlaubt, buchstäblich «die Schichten abzutragen». Die Herstellung des Albums ist zugleich die Einstimmung. Sie ist wichtig, weil die Gruppenteilnehmer selbst den Umfang, die Größe, das Design des Einbands und die Gestaltung der Seiten bestimmen. Die Anleitung zur Herstellung eines einfachen Albums finden Sie im Anhang 1 am Ende des Buches.

Material
Zwei kleine Stücke Pappe, einige Blatt Papier, Klebeband, Faden, Stopfnadel, Packpapier, Klebstoff, Fotoausrüstung

Einstimmung
Fertigen Sie entsprechend der Anleitung im Anhang 1 am Ende des Buches ein einfaches Fotoalbum an.

Übung
Das Album besteht aus mehreren Kapiteln. Das erste Kapitel zeigt das äußere Erscheinungsbild der Person und geht dann allmählich über zum inneren Selbst, zu den Emotionen, Träumen, Hoffnungen, Wünschen. An diesen thematischen Vorgaben orientieren sich die Gruppenteilnehmer bei der Auswahl ihrer Bilder. Hier einige Vorschläge für die einzelnen Teile:

- äußeres Erscheinungsbild
- äußere Merkmale, die Sie mögen
- äußere Merkmale, die Sie nicht mögen
- das Zuhause
- die Freunde
- die Arbeit
- Hobbys und Freizeitaktivitäten
- ein besonderer Ort
- ein Gegenstand, an dem Sie hängen
- was Sie glücklich macht
- was Sie traurig macht
- was Sie ärgert
- die Lieblingsspeise
- das Lieblingsgetränk

- die Speise, die Sie am wenigsten mögen
- das Getränk, das Sie am wenigsten mögen
- wo Sie sich in einem Jahr sehen
- wo Sie sich in zwei Jahren sehen
- wo Sie sich in fünf Jahren sehen
- wo Sie sich in zehn Jahren sehen
- Hoffungen für die Zukunft
- Träume.

9.1.8 Selbstportraits

Ein Selbstportrait ist ein visuelles Bild, das hinter die Fassade blickt und das innere sowie das äußere Selbst spiegelt. Dieser Technik bedienen sich die Künstler seit der Renaissance. Daher passt diese Übung gut in ein Kapitel, in dem es um Selbstwahrnehmung geht, denn sie fördert die Reflexion und Analyse, indem sie den Gruppenmitgliedern die Möglichkeit bietet, sich mit der fundamentalen Frage «Wer bin ich?» auseinanderzusetzen. Judy Weiser (1999) hat eine umfassende Arbeit zum Thema Selbstportraits und Fotografie vorgelegt. Mehr über diesen Ansatz finden Sie in dem entsprechenden Kapitel ihres Buches, das in der Literaturliste am Ende dieses Buches aufgeführt ist.

Material
Postkarten von Selbstportraits, Fotoausrüstung

Einstimmung
Schauen Sie sich verschiedene Selbstportraits an. Künstler wie Lucien Freud, Van Gogh oder Paul Gauguin sind ein guter Einstieg. Die Postkarten von ihren Gemälden sind überall erhältlich. Wenn Sie einen Internetzugang haben, schauen Sie sich die fotografischen Selbstportraits von Andy Warhol oder die Arbeit von Gerhard Richter und sein «dreifaches Selbstportrait» an. Erörtern Sie, was das Selbstportrait darstellt und was die Künstler mit ihren Arbeiten vermitteln wollen. Was verrät ein Selbstportrait über eine Person? Worin unterscheidet es sich von anderen Bildern? Worin liegt seine Bedeutung? Inwiefern fördern solche Arbeiten die Erkenntnis – die des Künstlers und die des Betrachters?

Übung
Die Gruppenteilnehmer machen sich Gedanken über die verschiedenen Möglichkeiten der Herstellung eines fotografischen Selbstportraits. Denkbar sind alle möglichen Arten. Solange die Fotografie das Hauptelement bleibt, ist es den

Gruppenteilnehmern erlaubt, auch mit anderen künstlerischen Techniken zu arbeiten, zum Beispiel:

- ein Foto aus einem Fotoautomaten zu benutzen
- ein existierendes Foto mit Farben oder Stiften zu verändern
- den Selbstauslöser zu betätigen und sich vor der Linse in Position zu bringen
- einen Freund oder ein Gruppenmitglied zu bitten, das Foto aufzunehmen
- mithilfe der Kleidung darzustellen, wer man ist: Die Gruppenteilnehmer können sich in schicker Arbeitskleidung, in farbenfrohem Outfit oder in legerer Bekleidung präsentieren. Sie können sich sogar herausputzen.
- das Foto digital zu bearbeiten, falls sie Zugang zu einem Computer haben.

Die Gruppenteilnehmer setzen sich mit ihrem Foto auseinander und beantworten folgende Fragen:

- Was für ein Gefühl haben Sie beim Betrachten des Bildes?
- Was sagt es über Sie als Person aus?
- Wie weit weicht es von dem Bild ab, das Sie den anderen präsentieren?
- Welches Bild mögen Sie lieber und warum?

Nutzen Sie dies als Grundlage für eine Gruppendiskussion oder individuelle Aufgabe.

9.1.9 Karikaturen

> *Karikatur [italien.], bildliche Darstellung, die charakteristische Eigenschaften von bestimmten Menschen in Vergrößerungen zuspitzt; […]*
> *(Der Brockhaus in drei Bänden. Mannheim: Brockhaus, 1992, Bd. 2, S. 219)*

Diese Übung ist im Prinzip die Fortsetzung des Themas Selbstportrait. Die Gruppenteilnehmer zählen die wichtigsten Merkmale auf, an denen andere sie erkennen. Dies können sowohl körperliche Merkmale als auch subtile Persönlichkeitsmerkmale sein. Auch hier sollen die Gruppenteilnehmer versuchen, das, was sie ausmacht, filmisch und fotografisch darzustellen. Der wesentliche Unterschied zwischen den üblichen Karikierungsmethoden und dieser besteht darin, dass die betreffende Person alles unter Kontrolle hat und den ganzen Prozess steuert.

Material
Karikaturen (aus Zeitungen und dem Internet), Fotoausrüstung. Für diese Übung ist der Zugang zu einem Computer mit Bildbearbeitungsprogramm von Vorteil.

Einstimmung
Die Gruppe schaut sich verschiedene Karikaturen an. Die Bilder von Gerald Scarfe[8], einem der wohl berühmtesten Karikaturisten, sind immer noch in vielen Zeitungen abgebildet. Andere sind in Zeitschriften und im Internet zu finden. Nutzen Sie diese als Diskussionsgrundlage und fordern Sie die Gruppenteilnehmer auf zu überlegen, was eine Karikatur darstellt, ob es sich grundsätzlich um positive oder negative Bilder handelt und wie es sich anfühlen mag, karikiert zu werden.

Übung
Moderieren Sie die Diskussion weiter und stellen Sie den Gruppenteilnehmern folgende Fragen:

- Wenn jemand eine Karikatur von Ihnen zeichnen würde – welche Ihrer körperlichen Merkmale würden in einer Karikatur erscheinen?
- Haben Sie bestimmte Gewohnheiten, die andere karikieren würden? Gestikulieren Sie beim Sprechen beispielsweise auffällig mit den Händen oder strecken Sie beim Nachdenken die Zunge heraus?
- Gibt es neben den körperlichen Merkmalen einen Aspekt Ihrer Persönlichkeit, den man karikieren könnte (z. B. Überschwänglichkeit, Schüchternheit, Fröhlichkeit)?

Bitten Sie die Gruppenteilnehmer, die Antwort auf eine der Diskussionsfragen auszuwählen und gemeinsam mit einem anderen Teilnehmer eine fotografische Karikatur zu gestalten. Für diese Übung sind eine Digitalkamera und ein Computer mit Bildbearbeitungsprogramm von Vorteil. Es ist ratsam, die Sitzung in einem öffentlichen Gebäude abzuhalten, beispielsweise in einem College. Andernfalls müssen Sie improvisieren und die Gruppenmitglieder bitten, sich Gedanken über den Kamerawinkel, den Fokus, den Gesichtsausdruck oder die Pose zu machen. Requisiten sind erlaubt.

Am Schluss der Aktivität werden die Bilder ausgestellt. Fragen Sie die Gruppenteilnehmer nach ihren Erfahrungen und Gefühlen während des Prozesses. Hat das Endergebnis sie überrascht? Haben sie neue Erkenntnisse über sich oder andere gewonnen?

8 geb. 1936 in London; Karikaturist, Illustrator, Zeichner, Bühnenbildner und Kostümdesigner (u. a. Booklet und Cover des Pink-Floyd-Albums «The Wall»). (Anm. d. Verlags)

9.1.10
Der Blick hinter die Fassade

Fotos entfalten ihre Wirkung auf vielen Ebenen. Diese Übung bietet den Gruppenteilnehmern die Möglichkeit, einen Blick hinter die Fassade zu werfen und zu betrachten, was sich dahinter verbirgt. Bei dieser Gelegenheit sollten Sie die Gruppenteilnehmer darauf hinweisen, dass Menschen mehr sind, als der äußere Schein offenbart. Dieser Hinweis hilft ihnen, hinter das Äußere zu schauen und Vorurteile zu hinterfragen. Die Übung basiert auf einer Übung von Weiser (1999).

Material
Bilder aus Büchern und Zeitschriften, Fotos, die die Gruppenteilnehmer mitbringen

Einstimmung
Die Gruppenteilnehmer schauen sich verschiedene Bilder aus Büchern und Zeitschriften an. Belebte Szenen mit vielen Personen sind in diesem Zusammenhang besonders geeignet. Die Gruppenteilnehmer diskutieren über die Bilder, tauschen sich über deren Inhalt aus, sammeln Anhaltspunkte und denken sich Geschichten zu den einzelnen Bildern aus.

Übung
Die Gruppenteilnehmer wählen eines ihrer eigenen Fotos aus, versuchen, das Bild mit den Augen eines Fremden zu betrachten und folgende Fragen zu beantworten:

- Was verrät das Bild über Sie als Person? Wie verrät es das?
- Was verrät es nicht (gestützt auf das, was Sie über sich wissen)?
- Was lehrt es Sie in Bezug auf den Blick hinter die Fassade?

Die Gruppenteilnehmer diskutieren über ihre Erfahrungen während der Übung und die Erkenntnisse, die sie dabei gewonnen haben. Motivieren Sie sie, ihre Arbeit mit anderen Bildern fortzusetzen.

9.1.11
Metaphern

> *Metapher [griech.], sprachliches Bild, dessen Bedeutungsübertragung auf Bedeutungsvergleich beruht: das eigentlich gemeinte Wort wird durch ein anderes ersetzt, das eine sachliche oder gedankliche Ähnlichkeit oder dieselbe Bildstruktur aufweist (z. B. ‹Quelle› für ‹Ursache›).*
> *(Der Brockhaus in drei Bänden. Mannheim: Brockhaus, 1992, Bd. 2, S. 481)*

Metaphern erleichtern die Beschäftigung mit der Ich-Identiät, weil sie den Gruppenteilnehmern eine Möglichkeit bieten, sich auf eine Art und Weise mit ihrer Persönlichkeit auseinanderzusetzen, die Distanz schafft. Dies hat den Vorteil, dass sie in der dritten Person ihre Gefühle äußern können, ohne sich einem Risiko auszusetzen.

Material
Fotoausrüstung

Einstimmung
Die Gruppenteilnehmer machen ein Spiel. Ein Teilnehmer verlässt den Raum und die anderen wählen eine Person aus. Der Teilnehmer kommt zurück und versucht, durch Fragen herauszufinden, wer diese Person ist. Die anderen Gruppenteilnehmer dürfen nur mithilfe von Metaphern antworten. Die Fragen müssen so formuliert werden: «Wenn diese Person ein … wäre, was für eine Art von … wäre sie?» Wäre die betreffende Person sehr entspannt und gelassen und die Gruppe müsste sie als Möbelstück beschreiben, hätte sie beispielsweise folgende Metaphern zur Auswahl: «bequemer Sessel», «Polsterbank», «weiches Bett». Das Spiel ist beendet, wenn die Person erraten wurde. Dann verlässt ein anderer Teilnehmer den Raum und das Spiel beginnt von vorn.

Übung
Die Gruppenteilnehmer fotografieren Alltagsgegenstände, die verraten, wer sie sind, zum Beispiel:

- Gebrauchsgegenstände
- Möbelstücke
- Blumen
- Bäume
- Tiere
- Bücher
- Zeitschriften
- Uhren
- Speisen.

Widmen Sie der Auseinandersetzung mit den Bildern eine ganze Sitzung und benutzen Sie die folgenden Fragen als Diskussionsgrundlage:

- Was fällt Ihnen an Ihren Bildern auf?
- Gibt es Bilder, die Ihnen besonders gefallen?
- Gibt es ein Bild, das Sie überrascht? Weshalb?
- Welches Bild bringt Ihre Persönlichkeit am besten zum Ausdruck?
- Zeigen die Bilder auch, wie andere Menschen Sie sehen?

Praxisreflexion

Wir hatten die Aufgabe, ein Bild zu finden, eine Metapher, die einen Aspekt unserer Persönlichkeit widerspiegelt. Ich dachte sofort an einen Baum und machte mich mit meiner Kamera auf den Weg. Zuerst wollte ich etwas Klassisches fotografieren, einen Baum mit ganz vielen Blättern, zum Beispiel eine Trauerweide. Doch als ich mit meiner Suche begann, stieß ich auf ein schütteres Bäumchen. Ich fühlte mich sofort von ihm angezogen. Es war windig, und das arme Ding wurde heftig durcheinandergeschüttelt. Für einen Moment war ich berührt von seiner Verletzlichkeit, und mir war nach Weinen zumute. Ich dachte an meine Arbeit und daran, wie schlecht es in letzter Zeit gelaufen war. Ich wurde von allen Seiten bedrängt, und dann war da auch noch die häusliche Situation. Doch als ich begann, dieses zerbrechliche, vom Wind ge-

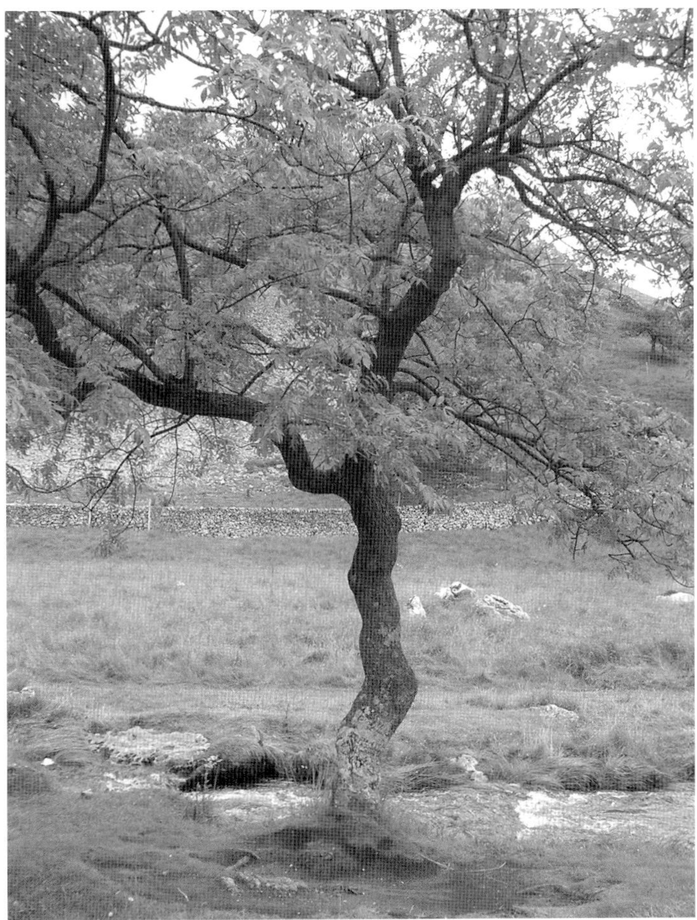

Abbildung 9-4

peitschte Bäumchen zu fotografieren, war ich überrascht von seiner Widerstandskraft. Sein biegsamer Stamm machte jede Bewegung scheinbar unbeschadet mit. Anstatt sich gegen die Naturgewalten zu stemmen, passte er sich ihnen an. Die größeren und älteren Bäume waren zwar stärker, aber nicht so biegsam; sie waren es, die entwurzelt wurden. Dies machte mir Mut. Bis jetzt hatte ich meine Unerfahrenheit immer als Schwäche gesehen, doch auf eine seltsame Art war sie das genaue Gegenteil. Gestärkt verließ ich diesen Ort. Die Bilder, die ich gemacht habe, stehen jetzt auf meinem Schreibtisch am Arbeitsplatz und führen mir stets vor Augen, dass der erste Eindruck täuschen kann.

9.1.12 Vermächtnis: Zeichen des Erfolgs

Diese Übung ist sehr aufbauend. Sie animiert die Gruppenteilnehmer, ihre Erfolge zu betrachten, und lenkt gleichzeitig den Blick auf angestrebte Ziele. Sie bezieht auch ihre Wertvorstellungen und Träume ein, lässt sie beschreiben, was für sie ein gelungenes Leben ist, wofür sie ihre Kräfte einsetzen möchten und wie andere sie in Erinnerung behalten sollen. Die Übung richtet den Blick auf Dinge, die wirklich wichtig sind, und bietet Orientierungshilfe. Sie kann auch eingesetzt werden, wenn es darum geht, Selbstvertrauen zu entwickeln und das Selbstwertgefühl zu stärken.

Material
Flipchart-Papier, Stifte, von den Gruppenteilnehmern mitgebrachte Fotos

Einstimmung
Es gibt einige Webseiten, auf denen die Grabinschriften berühmter Persönlichkeiten zu finden sind. Hier einige Beispiele:

- Bette Davis: «*She did it the hard way.*» (sinngemäß: «Sie machte es auf die harte Tour.»)
- Sir Arthur Conan Doyle: «Steel true, blade straight» (sinngemäß: «Echter Stahl: Scharfe Klinge»)
- Cecil John Rhodes: «So much to do: so little done» (sinngemäß: «So viel zu tun: So wenig geschafft.»)

Denken Sie über die Grabinschriften nach. Wie sollen andere die Gruppenteilnehmer in Erinnerung behalten? Wie könnte ihre Grabinschrift lauten?

Übung
Die Gruppenteilnehmer zeichnen ein Diagramm ihres Lebens. Sie unterteilen die horizontale Achse in Zehnjahresintervalle und zeichnen in jedes Intervall ein, was sie in dieser Zeit geleistet haben (bei jüngeren Menschen müssen die Intervalle

entsprechend angepasst werden). So könnte jemand in der Zeitspanne zwischen Geburt und zehntem Lebensjahr das Radfahren erlernt oder ein Schwimmabzeichen erworben haben. Wenn die Gruppenteilnehmer diesen Teil der Übung abgeschlossen haben, fotografieren sie Objekte oder Personen, die diese Leistungen repräsentieren.

Die Gruppenteilnehmer betrachten ihre Bilder gemeinsam. Sie können die Übung an dieser Stelle entweder abschließen oder der Gruppe die Aufgabe stellen, eine Fotocollage mit dem Titel «Mein Vermächtnis» zu machen.

Erweiterte Übung
Möglichkeiten, die Aktivität weiter auszubauen finden Sie in Kapitel 10.

9.1.13 Bilder als Ausdruck von Zugehörigkeit

In der folgenden Übung geht es um die Bedeutung der Zugehörigkeit. Fotos sind Medien, die helfen, die Identität zu erforschen und herauszufinden, was die Mitglieder einer Gruppe brauchen, um sich angenommen zu fühlen. Dies gilt besonders für Asylsuchende oder Flüchtlinge, die wegen Krieg oder Gewalt ihr Land verlassen mussten, aber auch für junge Menschen, die, bedingt durch die wachsende Bedeutung der Gruppenkultur, für das Gefühl der Zugehörigkeit manchmal einen hohen persönlichen Preis zahlen.

Material
Verschiedene Bilder aus Zeitschriften zum Thema Zugehörigkeit, Pappe, Klebstoff und Schere

Einstimmung
Die Gruppenteilnehmer erinnern sich an eine Zeit, in der sie ein Zugehörigkeitsgefühl empfunden haben. Geben Sie einige Beispiele vor:

- in einem Klub oder einem Verein
- bei der Rückkehr aus dem Urlaub
- in der Familie
- während einer Zeit in der Schule oder am Arbeitsplatz.

Was haben sie dabei empfunden? War die Erfahrung positiv oder negativ? Weshalb?

Übung
Setzen Sie sich mit den Bildern zum Thema «Zugehörigkeit» auseinander und geben Sie zu Beginn der Diskussion einige Beispiel vor:

- Bilder von zuhause
- Pantoffeln, die am Feuer gewärmt werden
- eine Umarmung
- Liebe
- Mitgliedschaft in einer Gruppe
- eine Uniform.

Die Gruppenteilnehmer machen eine Fotocollage zum Thema Zugehörigkeit. Während sie sich mit den Bildern beschäftigen, vervollständigen sie diese Satzanfänge:

- «Zugehörigkeit ist …»
- «Zugehörigkeit fühlt sich an wie …»
- «Zugehörigkeit bietet …»
- Hat «Zugehörigkeit» ihren Preis (z. B. Anpassung oder Teilnahme an Dingen, an denen man eigentlich lieber nicht beteiligt wäre)?
- Kann man Zugehörigkeit erfahren, ohne sich anzupassen?

Erweiterte Übung
Die Übung kann für sich stehen, Sie können sie aber auch mit anderen Übungen verknüpfen, die sich je mit verschiedenen Aspekten des Themas Zugehörigkeit beschäftigen: beispielsweise mit einem Ort, einem besonderen Interesse oder Hobby, einer gesellschaftlichen Gruppe oder Familienbeziehungen.

9.1.14
Nicht ohne mein …

Auch bei dieser spielerischen Übung geht es um das Thema Selbstwahrnehmung. Die Gruppenteilnehmer werden animiert, sich mit ihren Prioritäten auseinanderzusetzen.

Material
Die Titelmelodie des Radioprogramms «Desert Island Discs[9]» passt ausgezeichnet zu dieser Übung. Außerdem: Flipchart-Papier, Stifte, Fotoausrüstung

9 Desert Island Discs: seit 1942 wöchentlich ausgestrahlte Radiosendung der BBC, in der prominente Gäste jeweils acht Musikstücke, ein Buch und einen unbelebten Luxusgegenstand vorstellen, auf die sie auf einer einsamen Insel (engl. *desert island* = «einsame Insel») nicht verzichten möchten. (Anm. d. Verlags)

Einstimmung
Spielen Sie zu Beginn der Sitzung die Titelmelodie von «Desert Island Discs». Die Gruppenteilnehmer stellen sich vor, sie hätten die Gelegenheit, auf einer einsamen Insel zu leben. Sie dürften nur vier Dinge (keine Menschen) mit auf die Insel nehmen. Die Teilnehmer zählen diese vier Dinge auf und begründen ihre Wahl.

Übung
Welches sind (Familie und Freunde ausgenommen) die wichtigsten Dinge im Leben der Gruppenteilnehmer? Was macht das Leben lebenswert:

- ein bestimmtes Gericht oder eine besondere Delikatesse
- hübsche Kleidung
- der Job
- ein entspannendes Bad
- Seife
- das Bildbearbeitungsprogramm
- die Kamera?

Die Gruppenteilnehmer fotografieren anschließend «die zehn wichtigsten Dinge, ohne die ich nicht leben könnte» (Familie und Freunde ausgenommen); während sie sie der Reihe nach ordnen, erörtern sie folgende Fragen:

- Hatten Sie Schwierigkeiten mit der Aufgabe?
- Gibt es etwas, was Sie überrascht hat?
- Welche Entscheidung war für Sie die schwierigste?
- Was verrät die Liste über Ihre Wertvorstellungen?
- Wie wäre Ihre Wahl vor fünf Jahren ausgefallen? Was wäre anders gewesen?

Die Übung ist besonders wirksam, wenn die Person oder Gruppe die Fragen in regelmäßigen Abständen erneut beantwortet. So lassen sich zeitlich bedingte Veränderungen feststellen.

9.1.15 Licht und Schatten: Ein kurzer Einblick

Jeder Mensch hat positive und negative Seiten: Dinge, die er mag oder auf die er stolz ist, aber auch Aspekte, die er nicht mag oder für die er sich schämt. Carl Gustav Jung (1938) bezeichnet diese abgelehnten Facetten als «Schatten», hält diesen Aspekt der Persönlichkeit aber für genauso notwendig und wichtig wie sein Gegenstück. Seiner Ansicht nach muss der Mensch auch diese Seiten seiner Persönlichkeit kennenlernen, um sein Selbst ganz wahrzunehmen zu können.

Diese Übung vermittelt den Gruppenteilnehmern einen kurzen Einblick in die beiden Aspekte. Eine weiterführende Analyse sollte nur mit Unterstützung eines erfahrenen Psychotherapeuten erfolgen.

Material
Papier (kleine Vierecke), Stifte, Zeitschriften, Bilder aus dem Internet, Fotoausrüstung

Einstimmung
Jedes Gruppenmitglied schreibt zehn Sätze auf, die alle mit «Ich bin» beginnen. Fünf Sätze sollen positiv sein, also sich auf Dinge beziehen, die sie an sich mögen oder die andere an ihnen bewundern. Die anderen fünf Sätze sollen negativ sein, das heißt Dinge bezeichnen, die sie weniger an sich mögen. Die Gruppenteilnehmer überlegen, wie sie diese Aspekte bildlich darstellen können.

Übung
Die Übung soll den Gruppenteilnehmern vermitteln, dass erst die Kombination der positiven und negativen Seiten sie zu dem Menschen macht, der sie sind. Mit den nachfolgend aufgeführten Schritten können Sie sie zu einem fotografischen Kunstwerk anleiten, das die Zusammengehörigkeit dieser beiden Seiten zum Ausdruck bringt.

- Die Gruppenteilnehmer machen Schwarz-Weiß-Fotos oder suchen in Büchern, Zeitschriften, Zeitungen und dem Internet nach Schwarz-Weiß-Bildern, die die abgelehnten Aspekte des Selbst darstellen. Gruppenteilnehmer mit einer Spiegelreflexkamera müssen sich einen Schwarz-Weiß-Film kaufen. Es können auch Digitalbilder auf den Computer heruntergeladen und mithilfe eines einfachen Bildbearbeitungsprogramms verändert werden.
- Als Nächstes machen sie Farb-Fotos, die «die guten Seiten» darstellen.
- Dann ziehen sie die Schwarz-Weiß-Fotos und die farbigen Fotos getrennt auf Pappe auf.
- Schneiden Sie jetzt ein Stück Pappe zur Hälfte ein und verbinden es mit dem anderen so, dass beide ineinandergreifen.
- Erörtern Sie das Ergebnis.

Bei diesem Prozess können sehr persönliche Dinge zutage gefördert werden. Richten Sie die Aufmerksamkeit nicht so sehr auf den Inhalt der Bilder, sondern auf die Erfahrungen im Zusammenhang mit dem Prozess. Während die Gruppenteilnehmer sich mit den beiden Aspekten ihrer Persönlichkeit, den positiven und den negativen Dingen, den guten und den schlechten Seiten auseinandersetzen, diskutieren Sie mit ihnen über die Gefühle, die diese Auseinandersetzung bei ihnen auslöst.

Können die Gruppenteilnehmer damit leben, dass die beiden Aspekte nebeneinander existieren oder gibt es Dinge, die sie gerne ändern würden. Wenn ja, wie?

9.1.16 Zimmer 101

Wir alle können Dinge aufzählen, die wir nicht mögen oder ablehnen. Werden sie verdrängt, können sie übermächtig werden und zu gesteigerter Selbstbeobachtung und verstärkten Gefühlen der Hilflosigkeit führen. Eine Möglichkeit, damit zurechtzukommen, besteht darin, mit anderen über diese Gefühle zu sprechen. Die Fotografie ist dazu besonders geeignet, denn sie schafft Distanz und liefert gleichzeitig Stoff für die Diskussion. Die Auseinandersetzung mit diesem Thema hilft oft, solche Ängste zu dämpfen und ihre «Macht» zu brechen. Auf dieser Basis ist weitere Arbeit möglich.

Die Übung kann auf verschiedenen Ebenen durchgeführt werden. Sie soll es den Gruppenteilnehmern erleichtern, über Dinge zu sprechen, die sie nicht mögen. Gehen Sie spielerisch an die Übung heran und beginnen Sie mit so harmlosen Themen wie Hilfspolizisten, Wespen oder Bremsen. Erörtern Sie mit der Gruppe deren Vor- und Nachteile und wie man sie am besten loswird.

Material
Das Buch *1984* von George Orwell (Berlin: Ullstein 2007), Fotoausrüstung, Bücher, Zeitschriften, Schere

Einstimmung
Die Gruppe erörtert die Bedeutung von «Zimmer 101»[10]. Sie können mit den Gruppenteilnehmern entweder einen Auszug aus dem Buch *1984* von George Orwell lesen oder ihnen einen Ausschnitt aus der Fernsehsendung mit dem Titel «Room 101»[11] vorspielen.

Übung
Die Gruppenteilnehmer machen Fotos oder suchen in Büchern und Zeitschriften nach Bildern, die drei Dinge darstellen, die sich in ihrem Zimmer 101 befinden würden. Sie stellen sie der Gruppe vor und begründen ihre Wahl.

10 Zimmer 101: ein Folterraum in Orwells Roman *1984*, in dem der Protagonist Winston Smith mit seinen schlimmsten Ängsten konfrontiert und so sein Wille gebrochen wird. (Anm. d. Verlags)

11 englische TV-Serie (BBC 1994–2007), in der berühmte Persönlichkeiten, oft unter Einbezug des Publikums, eingeladen wurden, über ihre schlimmsten Ängste zu sprechen. (Anm. d. Verlags)

Sie können entweder mit der Gruppe über den Umgang mit Ängsten und Sorgen diskutieren oder nach Möglichkeiten suchen, die Objekte in Zimmer 101 durch positive Bilder zu neutralisieren.

9.1.17 Anzeigen

Bei dieser Spaßübung können die Gruppenteilnehmer sich auf unverfängliche Art mit ihren Stärken sowie mit ihren Hoffnungen und Wünschen für die Zukunft befassen.

Material
Zeitungsanzeigen aus der Rubrik «Einsame Herzen», Fotoausrüstung, Gitterlayout, Pappe, Klebstoff, Schere

Einstimmung
Blättern Sie Zeitungsanzeigen aus der Rubrik «Einsame Herzen» durch und lenken Sie den Blick darauf, wie die Menschen sich beschreiben. Suchen Sie nach Adjektiven, wie beispielsweise «heiter», «humorvoll», «intelligent». Beachten Sie auch die Form des Textes, die oft diesem Schema folgt:

Anspruchsvolle Person sucht … für …,

dann folgen spezielle Wünsche.

Übung
Die Gruppenteilnehmer sollen die fotografische Version einer Anzeige für die Rubrik «Einsame Herzen» gestalten. Die Bilder werden wie folgt angeordnet:

Bilder von *positiven Eigenschaften*, die Sie ausmachen	Bild von etwas, das *Sie sich vom Leben wünschen* (eine Person, eine besondere Rolle, ein Besitz oder ein Gegenstand
Ziel: ein Bild, das etwas darstellt, was Sie wirklich anstreben	*Alles, was Sie brauchen,* um Ihren Wunsch zu realisieren

Präsentieren Sie die Ergebnisse und erörtern Sie mit den Gruppenteilnehmern, wie es sich angefühlt hat, all diese Dinge zu offenbaren, und was sie aus der Übung gelernt haben. Stattdessen können Sie auch ein Spiel spielen und die Gruppenteilnehmer raten lassen, zu wem welche Anzeige gehört.

10 Bilder als Motoren der Veränderung

Die folgenden Zitate geben zwei sehr unterschiedliche Aspekte des Fotografierens im Zusammenhang mit Veränderung wieder:

> *Die Bilder, die Sie aufnehmen, erzählen Ihre Geschichte – davon, dass Ihr Leben wichtig ist. Allein schon indem Sie die Bilder aufnehmen, sind Sie dazu gezwungen, sich Ihr Leben anzuschauen, was gut daran ist, was schlecht daran ist und was geändert werden sollte. Sie betrachten die Gemeinschaft, in der Sie leben, und sagen: «Was kann ich tun, um meine Gemeinde zu verbessern?»*
> *(Photovoice-Teilnehmer aus Battle Creek, in Foster-Fishman et al. 2005, S. 275)*

> *Das Gesamtbild als Endergebnis der graduellen, in den einzelnen Fotos dokumentierten Veränderungen kann Veränderungen in der äußeren Erscheinung sichtbar machen, die sonst nicht wahrgenommen würden.*
> *(Frith und Harcourt 2007, S. 1345)*

Dieses Kapitel baut auf zahlreichen Ideen anderer Kapitel dieses Buches auf und zeigt, wie Fotografieren die persönliche Weiterentwicklung voranbringen kann. Die Fotografie wird sowohl als Mittel zur Dokumentation von Veränderungen als auch als Motor von Veränderungen beschrieben. Die Übungen illustrieren:

- wie Sie mithilfe der Fotografie den Gruppenteilnehmern bei der Entwicklung neuer Zukunftsperspektiven helfen
- wie die Fotografie für die persönliche Entwicklung durch die Sichtbarmachung von Zielen genutzt werden kann
- und schließlich wie mithilfe der Fotografie die zurückgelegte Wegstrecke handfest dokumentiert werden kann.

Die Übungen sind gut aufeinander abgestimmt. Die Gruppenteilnehmer sollten zunächst mithilfe der Fotografie versuchen, ihre Einstellung gegenüber Veränderungen zu überprüfen, bevor sie sich auf die nachfolgenden Übungen einlassen, in denen es um die Umsetzung der Schritte geht, die für die persönliche Entwicklung nötig sind. Da die Übungen die Probleme bei der Umsetzung dieser Schritte und beim Umgang mit der neuen Situation berücksichtigen, sollten sie nicht isoliert eingesetzt werden, sondern im Kontext einer ganzen Reihe von Übungen, die auf Erkenntnis, Selbstwahrnehmung und Reflexion abzielen. Die Kombination von Gruppensitzungen und individuellen Interaktionen kommt speziellen Bedürfnissen zugute und unterstützt den Prozess zusätzlich.

Persönliche Entwicklung wird als kontinuierlicher Prozess verstanden. Folglich stellen die Übungen den Gruppenteilnehmern die Mittel und Techniken sowie ein Medium für eine ständige persönliche Veränderung bereit, die weit über das Ende der Gruppenaktivität hinaus Bestand hat und die Grundlage für einen lebenslangen Lernprozess bildet.

10.1 Übungen

10.1.1 Bilder, die Veränderungen widerspiegeln

Die Übungen in diesem Kapitel zeigen, dass der fotografische Prozess Veränderungen sowohl dokumentieren als auch herbeiführen kann. Versuchen Sie zunächst herauszufinden, was die Gruppenteilnehmer von Veränderungen halten und wie sie darauf reagieren. Begrüßen sie Veränderungen oder betrachten sie sie eher mit Argwohn? Sehen sie sie als einen mit Schwierigkeiten und Herausforderungen behafteten Prozess oder als Ansporn und als Chance, der Langeweile und Routine entgegenzuwirken?

Material
Flipchart-Papier, Stifte, Fotoausrüstung

Einstimmung
Zu Beginn der Sitzung zählen die Gruppenteilnehmer alle Wörter auf, die ihnen zum Thema Veränderung einfallen. Lassen Sie ihnen nicht zu lange Zeit für die Antwort, sondern schreiben Sie die Wörter, die ihnen spontan in den Sinn kommen, auf Flipchart-Papier. Werden keine Vorschläge mehr gemacht, prüfen Sie mit der Gruppe, ob die Wörter auf der Liste überwiegend positiv oder negativ sind, ob die Gruppe Veränderungen eher begrüßt oder fürchtet.

Übung
Die Gruppenteilnehmer machen Fotos, die in irgendeiner Weise Veränderungen widerspiegeln, wie zum Beispiel Bilder, die den Wechsel der Jahreszeiten, Wachstum oder eine Metamorphose darstellen.

In der gleichen oder in der folgenden Sitzung bitten Sie die Gruppenteilnehmer, über ihre Bilder nachzudenken:

- Was verraten ihre Bilder über ihre Reaktion auf Veränderungen?
- Welche Erkenntnisse vermitteln ihnen ihre Bilder?
- Was sagen sie zu den kurzfristigen Nachteilen als Preis für langfristige Vorteile in diesem Prozess?
- Welche Bedingungen müssen im Idealfall erfüllt sein, um dauerhafte Veränderungen zu erzielen?
- Was lernen sie über Situationen, in denen ihnen Veränderungen aufgezwungen werden, für die sie sich nicht frei entschieden haben?

Nutzen Sie die Fragen als Diskussionsgrundlage. Empfehlen Sie den Gruppenteilnehmern, das Bild als Orientierungshilfe oder Erinnerung aufzubewahren und es sich anzuschauen, wann immer in ihrem Leben Veränderungen anstehen, die mit besonderen Schwierigkeiten und Herausforderungen verbunden sind.

Die Gruppenteilnehmer können die Bilder für verschiedene Zwecke verwenden. Der folgende Text schildert die Reaktion eines Gruppenteilnehmers auf das Bild.

Praxisreflexion

Julie war schon seit etwa vier Wochen Mitglied der Gruppe. Sie gehörte zu den eher stillen Teilnehmern, und deshalb war es sehr ungewöhnlich, dass sie in der Sitzung die Initiative ergriff. Die ersten Fotos, die Julie der Gruppe zeigte, stellten den Wechsel der Jahreszeiten dar. Sie hat den folgenden Text geschrieben, nachdem sie eine Weile über das Bild nachgedacht hatte. Für sie war es eine Gelegenheit, die Veränderungen nach dem plötzlichen Scheitern ihrer Ehe zu beschreiben.

Genauso wie du gewachsen bist, habe ich mich verändert. Ich habe meine Blätter abgeworfen und stand da, frierend und schutzlos. Ich habe es mir nicht ausgesucht, verschmäht und gedemütigt zu werden. Aber die Zeit ist vergangen, und jetzt stehe ich strahlend da, in neuem Kleid. Ich trauere nicht mehr um die abgefallenen Blätter. Sie haben mich genährt und zu dem gemacht, was ich bin. Der Wind, der meine Äste gepeitscht und meinen Stamm zerfetzt hat, ist derselbe, der mich stark gemacht hat.

10.1.2 Altes Selbst und neues Selbst

Der obige Text zeigt, wie hilfreich Metaphern für die Auseinandersetzung mit Veränderungsprozessen sind. Die Stärke von Metaphern besteht darin, dass sie den Gruppenteilnehmern die Möglichkeit bieten, die Situation aus der Distanz zu betrachten, und ihnen gleichzeitig eine Sprache schenken, die ihnen hilft, ihre Gedanken zum Ausdruck zu bringen. Die erste Übung animiert die Gruppenteilnehmer, mithilfe von Tiermetaphern die Facetten ihrer Persönlichkeit und Eigenarten zu entdecken, die sie weiterentwickeln möchten. Es geht darum, ihr aktuelles Selbst mit dem Selbst zu vergleichen, das sie gerne wären.

Material
Bilder von Tieren, Zeitschriften, Bücher, Fotoausrüstung, Schere, Pappe, Klebstoff

Einstimmung
Die Gruppe schaut sich Bilder von Tieren an und diskutiert über die Eigenschaften, die mit diesen Tieren assoziiert werden. Hier einige Beispiele:

Fuchs	Schwan	Katze	Hund	Kaninchen
Eule	Maus	Löwe	Strauß	Igel
Affe	Elefant	Schwein	Gazelle	Schlange
Raupe	Schildkröte	Schmetterling	Spinne	Stechmücke

Übung
Die Gruppenteilnehmer wählen ein Bild aus, das ihrer Ansicht nach ihre Persönlichkeitsmerkmale, wie sie sie momentan wahrnehmen, am besten repräsentiert. Sie müssen sich nicht auf die vorhandenen Bilder beschränken, sondern können nötigenfalls auch andere aussuchen. **Abbildungen 10-1** und **10-2** sowie die jeweiligen Bildunterschriften veranschaulichen diesen Prozess.

Diskutieren Sie mit den Gruppenteilnehmern die Gründe für ihre Wahl:

- Warum haben sie gerade dieses Tier ausgewählt?
- Sehen andere sie genauso?
- Hat das Tier Eigenschaften, die sie nicht haben?

Anschließend wählen die Gruppenteilnehmer ein Tier aus, dessen Eigenschaften sie gerne hätten. Auch dies sollte wieder auf der bildlichen Ebene geschehen. Jeder

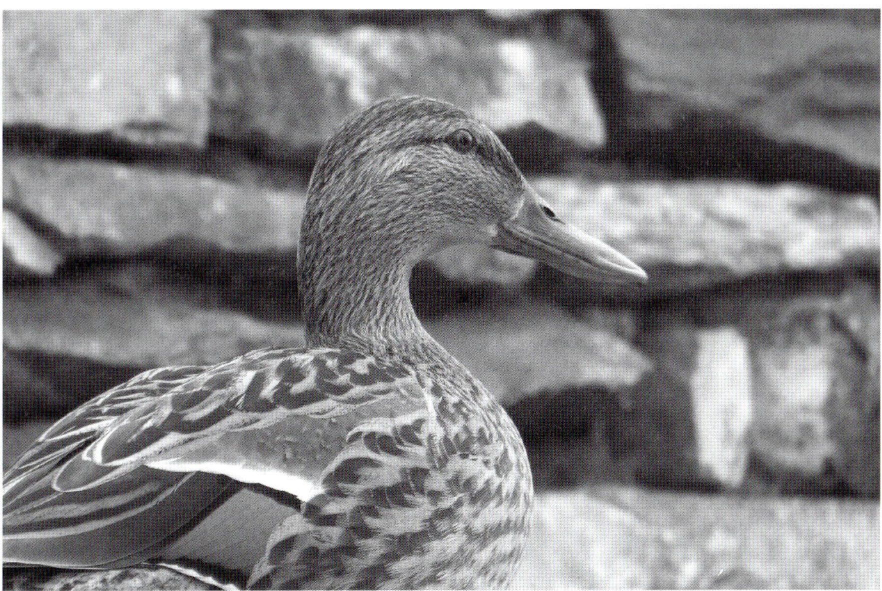

Abbildung 10-1: Der Traum, ein Schwan zu sein. Claire hatte uns gebeten, ein Tierbild auszuwählen, das darstellt, wer wir sind. Dann sollten wir eines finden, das zeigt, wie wir sein möchten. Zuerst wollte ich eine Ente fotografieren, denn ich bin oft ungeschickt und trage mein Herz auf der Zunge. Ich wäre lieber ein eleganter Schwan, der über das Wasser gleitet. Interessant wurde es, als ich das Bild den anderen Gruppenteilnehmern zeigte. Sie lobten die schöne Zeichnung und wie gut sie zu dem Hintergrund passte. So hatte ich das Bild noch nie gesehen, und tatsächlich würde ein Schwan vor diesem Hintergrund herausstechen. Ich fing an, das Bild zu mögen und sah zum ersten Mal, wie schön ich war. Zum ersten Mal in meinem Leben war ich mit mir zufrieden.

Gruppenteilnehmer wählt entweder ein Tier aus oder fotografiert eins. Wem sein erstes Bild gefällt, der soll über dessen positive Seiten nachdenken.

Die Gruppenteilnehmer schneiden die Bilder in Stücke und setzen sie zu einem «neuen Selbst» zusammen.

Diskutieren Sie in der Sitzung über den Metamorphoseprozess:

- War die Veränderung schmerzvoll oder schwierig?
- Was haben die Gruppenteilnehmer durch die Übung über sich gelernt?
- Was haben sie über das Thema Veränderung gelernt?

Diskutieren Sie mit den Gruppenteilnehmern über Veränderungen in ihrem Leben.

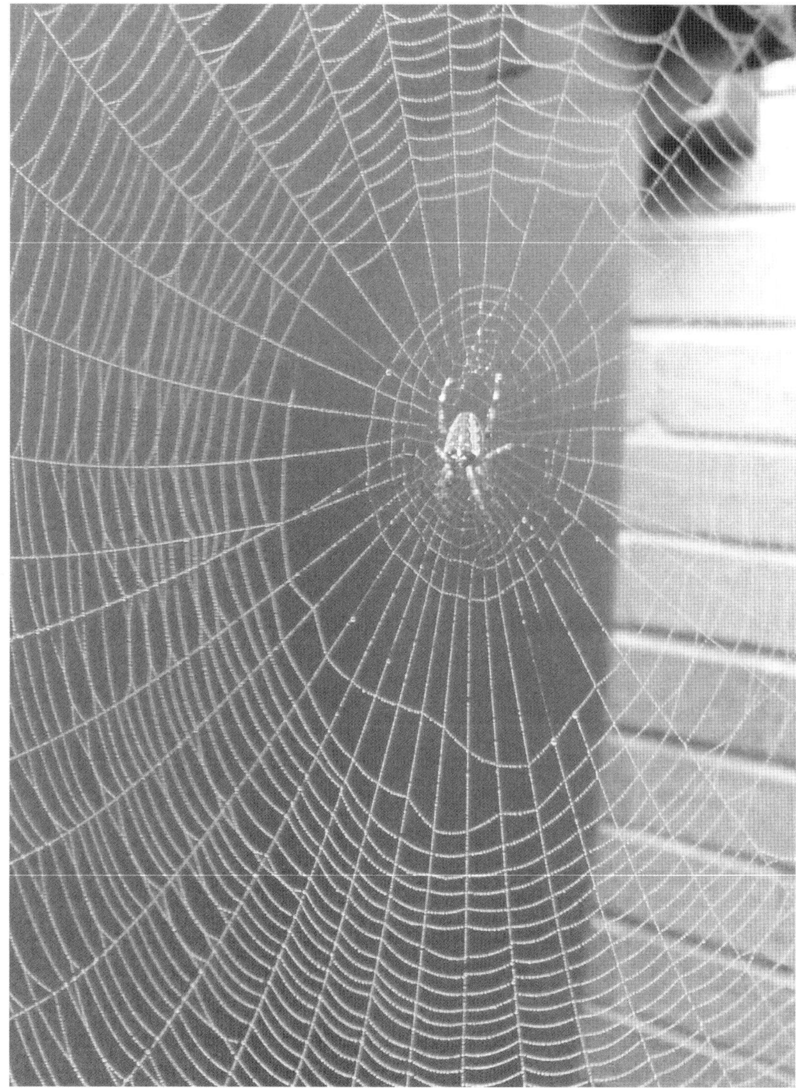

Abbildung 10-2: Ich habe gern alles unter Kontrolle. Ich sitze in der Mitte meines Netzes und nehme die kleinste Bewegung oder Erschütterung wahr und weiß immer genau, was in diesem meinem Königreich vor sich geht. Ich liebe das Gefühl, über alles und jedes Bescheid zu wissen und alles zu lenken, wie ein Dirigent, der sein Orchester dirigiert. Den ganzen Tag arbeite und webe ich, ich gebe alles, auch wenn ich mich dabei innerlich völlig verausgabe. Ich opfere mich auf und gebe einen Teil von mir. Der Preis ist hoch. Die Menschen haben Angst vor mir und halten Abstand. So klein und doch so mächtig. Gleichzeit so empfindlich. Wenn der Wind sehr heftig weht oder die Richtung wechselt, kann mein Werk im Handumdrehen zerstört sein. Ich werde hinweggeweht, in irgendeine Richtung, aber ich beginne mein Werk immer wieder von Neuem.
Dieser Text stammt von einem Gruppenmitglied, das über das Bild des Spinnennetzes sein Kontrollbedürfnis beschrieben hat.

10.1.3 Ein Tag im Leben von …

Stellen Sie sich vor, jemand spielt Mäuschen und stellt einen Dokumentarfilm über Ihr Leben her. Was würde die Kamera einfangen? Was würde sie aufdecken? Welche Erkenntnisse über sich könnten Sie durch den Film gewinnen? Diese Übung hilft den Gruppenteilnehmern, Bereiche zu entdecken, in denen sie sich weiter entwickeln können. Sie sollen ihr Leben über einen Zeitraum von zwölf Stunden dokumentieren und die Fotos als Grundlage für eine besinnliche Übung nutzen, in deren Mittelpunkt Prioritäten und mögliche Veränderungen stehen.

Material
Fotoausrüstung

Einstimmung
Die Gruppenteilnehmer bezeichnen Tätigkeiten, die feste Bestandteile ihrer täglichen Routine sind, etwa am Freitag zum Abendessen Fisch und Chips aus dem Chip-Laden, Fußball am Samstagnachmittag, Wäsche waschen am Montagmorgen. Bitten Sie die Gruppenteilnehmer, witzige Geschichten im Zusammenhang mit solchen Situationen zu erzählen (z. B. dass sie nicht zur Hochzeit einer Freundin gegangen sind, weil sie sonst das Fußballspiel verpasst hätten).

Übung
Die Gruppenteilnehmer legen einen Tag für die Dokumentation ihres Tagesablaufs fest. Sie machen alle 30 Minuten ein Foto, das zeigt, was sie zu diesem Zeitpunkt tun. Nach Ablauf der zwölf Stunden hat jeder 24 Fotos. Wenn die Fotos ausgedruckt oder entwickelt sind, schauen die Gruppenteilnehmer sich die Bilder an.

Bei jedem Foto

- beschreiben sie, was sie zu diesem Zeitpunkt getan haben
- überlegen sie, was sie bei der Aufnahme des Bildes empfunden haben
- sagen sie, ob sie das, was sie taten, gerne taten, und begründen dies
- verfassen sie eine Bildlegende und denken sich einen Einzeiler als Botschaft aus.

Die Gruppenteilnehmer ordnen die Bilder chronologisch und überlegen, ob sie einen typischen Tagesablauf darstellen.

In der folgenden Sitzung werden die Bilder genauer unter die Lupe genommen. Bitten Sie die Gruppenteilnehmer, ihre Bilder nach verschiedenen Themen zu gruppieren: beispielsweise Dinge, die sie tun wollen; Dinge, die sie tun müssen; Dinge, die sie gerne tun; Dinge, die sie langweilig finden; Rollen, die aufwerten und Rollen, die abwerten; Bilder, die draußen aufgenommen wurden und Bilder, die drinnen entstanden sind; Bilder, auf denen sie allein zu sehen sind, und Bilder, die sie zusammen mit anderen zeigen.

Weiten Sie die Diskussion aus und fragen Sie die Gruppenteilnehmer, mit welchen Aspekten ihres Lebens sie zufrieden sind und welche sie verändern möchten. Verweisen sie auf kleine Schritte, die die Gruppenteilnehmer realisieren können, um diese Veränderungen herbeizuführen, und unterstützen Sie diesen Prozess mit einer eigenen Sitzung.

Erweiterte Übung
Um die Übung auszuweiten oder weiterzuentwickeln, wird sie wiederholt, aber dieses Mal über einen längeren Zeitraum: eine Woche oder einen Monat.

10.1.4 Ich wünschte, du wärst hier

An welchem Punkt in Ihrem Leben befinden Sie sich und an welchem wären Sie gerne? Sind Sie nah an Ihrem Ideal oder weit davon entfernt? Diese Übung ist eine Variante früherer Übungen; allerdings geht es hier nicht um Tier- oder Pflanzenbilder, sondern um Postkarten und die Redewendung «Ich wünschte, du wärst hier ...». Die Übung lässt sich auf verschiedenen Ebenen durchführen.

Material
Ansichtskarten, unbeschriebene Karten, Filzstifte

Einstimmung
Die Gruppenteilnehmer schauen sich Ansichtskarten an, wählen eine aus, die zeigt, wo sie gerne wären und begründen ihre Wahl. Bitten Sie die Gruppenteilnehmer, sich zu überlegen, wie es wäre, an diesem Ort zu sein. Worin besteht der Unterschied zu ihrem derzeitigen Aufenthaltsort?

Übung
Fordern Sie die Gruppenteilnehmer auf, sich zu überlegen, wo sie in zwei, in fünf, in zehn Jahren sein möchten. Dies kann ein Ort sein, an dem sie gerne leben würden, oder sich auf ihre Karriere, Arbeit, eine Rolle, einen bestimmten Traum oder auf etwas im Zusammenhang mit der Familie oder Freunden beziehen.

Die Gruppenteilnehmer machen Fotos, die diese Hoffnungen und Wünsche widerspiegeln, und kleben sie auf eine Karte, auf der steht: «Ich wünschte, du wärst hier ...».

In der nächsten Sitzung werden die Bilder präsentiert. Die Gruppenteilnehmer versetzen sich in ihrer Fantasie in die Zukunft, und die Person, die sie dann sind, schreibt diese Karte an die Person, die sie jetzt sind. Auf die Rückseite der Karte schreiben sie einen Text, der mit den Worten «Ich wünschte, du wärst hier ...» beginnt. Sie können:

- beschreiben, wo sie sind
- beschreiben, wie es sich anfühlt, vorn auf der Karte abgebildet zu sein
- die Reise beschreiben, die sie unternommen haben, um dorthin zu gelangen
- sich Mut zusprechen.

Am Ende der Übung konzentriert sich die Gruppe wieder auf die Gegenwart und erörtert die folgenden Fragen:

- Was haben sie aus ihren Wünschen gelernt?
- Wie weit sind diese von dem Punkt entfernt, an dem sie sich jetzt befinden?
- Was müssen sie tun, um das Ziel ihrer Träume zu erreichen?
- Welche Hindernisse müssen sie überwinden und wie wollen sie ihre Motivation aufrechterhalten?
- Welche Schritte müssen sie unternehmen, um ihren Traum zu verwirklichen?

10.1.5 Rollenspiel

Wir alle spielen verschiedene Rollen. Einige werden geschätzt und sind im Einklang mit unserer Identität, andere sind eher unwichtig oder sogar nachteilig für unser Selbstgefühl. In dieser Übung wird die Fotografie eingesetzt, um diese Rollen zu überprüfen und herauszufinden, wie man Rollen, die das Wohlbefinden beeinträchtigen, ablegen kann.

Material
Passende Musik, Flipchart-Papier und Stift, Fotoausrüstung

Einstimmung
Spielen sie zu Beginn der Übung den Song «She» von Shania Twain. Notieren Sie alle Rollen, die sie darin erwähnt. Knüpfen Sie daran an und zählen Sie in alphabetischer Reihenfolge Rollen auf, die man spielen kann. Hier einige Beispiele:

- advocate (Rechtsanwalt), anchor (Moderator), adviser (Berater)
- brother (Bruder), banker (Banker)
- carer (Betreuer), confidante (Vertraute)
- daughter (Tochter).

Übung
Die Gruppenteilnehmer sollen nach Möglichkeiten suchen, die verschiedenen Rollen darzustellen und zu fotografieren. Die folgenden Beispiele stammen von

Mitgliedern aus Gruppen, die ich moderiert habe: Mütze eines Küchenchefs (Koch), Thermometer (Arzt), Terminkalender (Manager), Heftpflaster (Heiler).

Die Gruppenteilnehmer setzen den Prozess wie folgt fort:

- Sie schauen sich ihre Bilder an.
- Sie wählen zehn Fotos aus, von denen jedes eine ihrer Rollen darstellt.
- Aus diesen suchen sie drei Fotos aus, die die drei Rollen zeigen, die ihnen am besten gefallen.
- Auf zwei unbeschriebene Papierblätter schreiben sie zwei Rollen, die sie in Zukunft spielen möchten.
- Sie ersetzen die Blätter durch zwei Fotos von Rollen, die sie zurzeit innehaben und gerne aufgeben würden.

Diskutieren Sie mit den Gruppenteilnehmern die Übung und die Erkenntnisse, die sie daraus gewonnen haben. Erörtern Sie, wie man neue Rollen entwickeln kann und welche Schritte nötig sind, um sie zu übernehmen. Gehen Sie auch auf Schwierigkeiten ein, die den Erfolg vereiteln könnten.

Variante
Bitten Sie die Gruppenteilnehmer, Bilder von vielen verschiedenen Rollen herzustellen, die sie innehaben können. In der nächsten Sitzung präsentieren sie ihre Bilder und bringen sie anschließend in die Mitte des Raumes.

Die Gruppenmitglieder gehen nacheinander zu den Bildern und nehmen eins, das eine Rolle darstellt, die sie gegenwärtig ausüben und schätzen oder übernehmen möchten. Dabei erläutern sie, was dieses Bild ihnen bedeutet, und die Gruppe versucht gemeinsam, das Problem zu lösen und nach Möglichkeiten zu suchen, wie dieses Ziel erreicht werden kann.

Zum Schluss betrachten die Gruppenteilnehmer die übrigen Bilder und diskutieren über Rollen, die sie gern ablegen möchten oder ablehnen.

10.1.6 Ballast

Bei dieser Übung geht es darum, Dinge, die Angst auslösen und Spannungen erzeugen, zu erkennen und sich ihrer zu entledigen. Auch diese Übung zielt darauf ab, Bereiche für persönliche Entwicklung und Veränderung zu ermitteln.

Material
Fotoausrüstung

Einstimmung
Die Gruppenteilnehmer stellen zunächst einige Überlegungen zum Thema Urlaub an. Zu welchem Typ gehören sie, was das Packen anbelangt? Reisen sie mit leichtem Gepäck oder nehmen sie allen möglichen Krempel mit? Die Gruppenteilnehmer erzählen Urlaubsgeschichten und verraten, was sie schon einmal eingepackt und dann doch nicht gebraucht haben (Winterkleidung bei herrlichem Sonnenschein, Teebeutel, Bücher, die sie nie gelesen haben). Sie überlegen, welche Dinge ihr Gepäck entlasten können.

Übung
Die Diskussion leitet von Dingen, die das Gepäck herunterziehen, über zu Dingen, die die Gruppenteilnehmer niederdrücken. Sie zählen auf, was sie ängstigt und davon abhält, ihr Leben in vollen Zügen zu genießen. Dies können bestimmte Situationen oder Menschen sein, die sie emotional belasten. Die Gruppenteilnehmer fotografieren Objekte, die diese widerspiegeln (z. B. Bilder von Geld, die für Finanzen stehen, oder Körperteile, die für Gesundheit stehen).

Verwenden Sie eine ganze Sitzung auf die Betrachtung der Bilder.

- Was fällt den Gruppenteilnehmern an den Bildern auf?
- Überrascht sie irgendetwas im Zusammenhang mit den Fotos oder Bildern, die sie ausgewählt haben?
- Warum tragen sie all diese Dinge mit sich herum: «nur für den Eventualfall», «um niemanden zu verletzen», «aus Gewohnheit»?
- Können Sie irgendetwas tun, um sich zu entlasten?

Diskutieren Sie zum Schluss der Sitzung allgemein über Möglichkeiten, Ballast abzuwerfen und positive Veränderungen in die Wege zu leiten.

10.1.7 Abfallbeseitigung

Dies ist eine Alternative zu der vorigen Übung «Ballast». Auch hier geht es wieder um das Thema Frühjahrsputz für die Seele, um all die Dinge auszusondern, die die Menschen belasten und niederdrücken.

Material
Fotoausrüstung

Einstimmung
Nehmen Sie die Gruppe mit auf einen Spaziergang mit der Kamera. Achten Sie auf dem Spaziergang auf Müll oder Abfall, den Sie in Hecken, auf Gehsteigen und im Rinnstein finden, und machen Sie Fotos davon.

Übung
Nachdem die Bilder ausgedruckt oder entwickelt sind, werden sie aufgezogen und an einer Pinnwand oder Wand befestigt, wo alle Gruppenteilnehmer sie sehen können. Dann können die Gruppenteilnehmer versuchen, Dinge in ihrem Leben zu erkennen, die sie belasten: negative Gedanken oder Probleme mit bestimmten Gegenständen in dem abgebildeten Müll. So kann eine ausrangierte Waschmaschine für eine große Sorge stehen und eine leere Kartoffelchiptüte für ein kleineres Problem oder einen leisen Zweifel.

Sobald ein Gruppenmitglied ein Bild entdeckt hat, das er oder sie mit einer bestimmten Angst oder mit einem speziellen Problem in Verbindung bringt, wird er oder sie aufgefordert, das Foto von der Pinnwand oder Wand zu nehmen.

Wenn alle etwas gefunden haben, führen Sie die Gruppe wieder zusammen. Geben Sie den Gruppenteilnehmern die Möglichkeit, über ihre Bilder und über den Zusammenhang zu sprechen, den sie hergestellt haben. Danach werden sie aufgefordert, die Bilder zu zerreißen und in den Papierkorb zu werfen, der in der Mitte der Gruppe aufgestellt ist. Mit diesem symbolischen Akt sondern sie das Problem aus und legen es zur Seite.

10.1.8
Seine Gefühle verstauen – was draufsteht, ist drin

Bei dieser Übung geht es um Gefühle und den Umgang damit.

Material
Werbeanzeigen mit Bildern von Flaschen oder Behältern[12], Fotoausrüstung

Einstimmung
Die Gruppenteilnehmer schauen sich Fotos von Flaschen oder Behältern an (Parfümfläschchen, Deodorants, Dosen, verschließbare Gläser) und versuchen, den Inhalt zu erraten. Anschließend wird darüber diskutiert, was das Design eines Behälters über dessen Inhalt verrät.

12 Im englischen Original lautet die Kapitelüberschrift: «Bottling up … it does what it says on a tin» – daher die Flaschen, Behälter, Dosen und Gläser. (Anm. d. Verlags)

Übung
Die Gruppenteilnehmer beschäftigen sich mit dieser Frage: Angenommen, Sie könnten ein Gefühl in eine Flasche abfüllen – welches Gefühl würden Sie auswählen und warum?

Sie arbeiten allein und ziehen eine Karte, auf der eine Emotion steht, wie zum Beispiel:

Wut	Freude	Traurigkeit
Schmerz	Lust	Liebe

Anschließend gehen die Teilnehmer mit ihrer Kamera auf die Suche nach Behältern für diese Emotion und bringen die Bilder mit in die Sitzung.

In dieser oder in der folgenden Sitzung zeigen die Gruppenmitglieder ihre Fotos und begründen ihre Wahl. Die Gruppe malt sich aus, was passiert, wenn eine Emotion in den falschen Behälter gelangt (etwa Wut in ein zerbrechliches Glasfläschchen). Die Diskussion leitet über zu der Frage, was passiert, wenn man versucht, bestimmte Emotionen (beispielsweise Wut) zu unterdrücken. Zum Schluss setzt sich die Gruppe mit der Frage auseinander, wie generell mit starken Emotionen umgegangen werden kann.

10.1.9 Winzige Schritte …

Veränderungen müssen nicht abrupt oder dramatisch sein. Oft sind Veränderungen, die schrittweise umgesetzt werden, die beständigsten. Ein gutes Beispiel sind Menschen, die mit ihrer Diät jeden Monat nur ein paar Pfund abnehmen und ihr Gewicht halten, während andere eine Radikalkur machen und genauso schnell wieder zunehmen wie sie abgenommen haben. Diese Übung zeigt auf, wie es gelingt, mit kleinen Veränderungen große Ziele zu erreichen.

Material
Zwei sehr ähnliche Bilder für das Spiel «Finden Sie die Unterschiede!», Fotoausrüstung

Einstimmung
Die Gruppenteilnehmer vergleichen zwei scheinbar identische Bilder und spielen das Spiel «Finden Sie die Unterschiede!». In der anschließenden Diskussion geht es darum, dass Veränderungen manchmal kaum wahrnehmbar sind. Die Gruppenteilnehmer nennen Beispiele, die zeigen, dass minimale Anpassungen des Lebensstils zu dauerhaften Veränderungen führen.

Übung
Die Gruppenteilnehmer fotografieren einen Monat lang jeden Tag zur gleichen Zeit die gleiche Szene. Was sagen ihnen diese Bilder? Was sehen sie? Können sie minimale Veränderung erkennen? Bitten Sie die Gruppenteilnehmer, an etwas zu denken, das sie an ihrem momentanen Leben gerne ändern würden. Erinnern Sie sie daran, dass kleinste, kaum wahrnehmbare Veränderungen die angestrebte große Veränderung herbeiführen können. Wie lässt sich dieser Prozess mit der Kamera festhalten? Warum ist es sinnvoll, Veränderungen auf diese Art und Weise zu dokumentieren?

Erweiterte Aktivität
Verwenden Sie eine ganze Sitzung darauf, den Gruppenteilnehmern zu helfen, sich ein Ziel zu setzen und mit der Kamera all die kleinen Veränderungen zu dokumentieren, die im Lauf der Zeit stattfinden. Diskutieren Sie, welche Vorteile es hat, ihre Erfolge greifbar festzuhalten, und erörtern Sie auch die Motivation und Unterstützung durch die Fotografie.

10.1.10 Mein Leben als Buch

Wenn die Gruppenteilnehmer Zweifel haben, dass es ihnen gelingt, ihr Leben entscheidend zu verändern, raten Sie ihnen, an Erfahrungen und Veränderungen zu denken, die sie in der Vergangenheit erfolgreich bewältigt haben. Dann sehen sie, dass Veränderung ein kontinuierlicher Prozess ist, und können Selbstvertrauen aus früheren Erfolgen ziehen.

Material
Pappe, Fotoausrüstung

Einstimmung
Die Gruppenteilnehmer denken sich ihr Leben als Buch und versuchen, Überschriften für die einzelnen Kapitel zu finden. Anschließend diskutiert die Gruppe diese Überschriften.

Übung
Die Gruppenteilnehmer versuchen, ein Bild oder mehrere Bilder zu finden, die zu ihren Überschriften passen. Dann kleben sie die einzelnen Bilder je auf ein Stück Pappe mit der entsprechenden Überschrift. Die Gruppenteilnehmer überlegen sich auch Überschriften für zukünftige Kapitel und dazu passende Bilder.

In der folgenden Sitzung erörtern sie gemeinsam ihre Bücher. Danach erinnern sie sich:

- wie sie in der Vergangenheit einschneidende Veränderungen in ihrem Leben gemeistert haben
- welche Faktoren den Prozess gefördert oder behindert haben
- an eine Zeit, in der eine Veränderungen sich als sehr positiv erwiesen hat
- welche Ressourcen die Veränderung unterstützt haben.

Ermuntern Sie die Gruppenteilnehmer, den Prozess fortzusetzen und neue Kapitel hinzuzufügen. Sie können sich auch einen Titel für ihr Buch ausdenken und eine kurze Einleitung schreiben, in der das Genre kurz erwähnt wird, etwa so: Dieses Buch ist ein Rätsel … eine Tragikomödie … ein Drama …

10.1.11 Neue Wege

Das Kapitel wendet sich jetzt ab vom Fotografieren als Hilfe bei der Einstellung gegenüber Veränderungen und der Aufdeckung von Bereichen, in denen Entwicklung möglich ist. Jetzt geht es um die Mechanismen des Entscheidungsfindungsprozesses. Die folgende Übung soll die Gruppenteilnehmer einladen, sich visuell mit der Zukunft auseinanderzusetzen und die Konsequenzen von Entscheidungen zu erkennen.

Material
Das Gedicht «The Road Not Taken» (s. Anhang 2, S. 198) von Robert Frost[13], Fotoausrüstung

Einstimmung
Lesen Sie das Gedicht von Robert Frost, «The Road Not Taken», und bitten Sie dann die Gruppenteilnehmer, über Krisen, Entscheidungen und Entwicklungen in ihrem Leben nachzudenken. Moderieren Sie die anschließende Diskussion um die folgenden Themen:

- Haben die Gruppenteilnehmer Schwierigkeiten, Entscheidungen zu treffen? Gehören sie zu den Menschen, die sich von der Vielzahl der Möglichkeiten überfordert fühlen?
- Gehören sie zu den Menschen, die über alles lange nachdenken, oder entscheiden sie sich eher schnell?
- Wie stellen sie sich ihre Zukunft vor?
- Blicken sie noch einmal zurück, nachdem sie eine Entscheidung getroffen haben?

13 Robert Frost (1874–1963). Der amerikanische Dichter ist berühmt für seine realistische Darstellung des Landlebens und seine Kenntnis der amerikanischen Umgangssprache.

Übung
Die Gruppenteilnehmer beschäftigen sich mit ihrem jetzigen Leben und überlegen, ob sie in den nächsten Tagen, Wochen oder Monaten wichtige Entscheidungen treffen müssen. Dies können ganz konkrete Entscheidungen sein, die die Arbeit, die Familie, Karrierechancen oder sogar einen Umzug betreffen. Es können auch Entscheidungen grundsätzlicherer Art sein, etwa die Veränderung des Lebensstils, des Verhaltens oder einer Beziehung.

Die Gruppenteilnehmer geben ein Beispiel für eine Entscheidung, die sie treffen müssen. Sie stellen sich eine Kreuzung vor, von der Wege in verschiedene Richtungen führen. Jeder Weg steht für eine andere zukünftige Möglichkeit und für ein anderes Ziel. Einige Ziele sind sehr verlockend, andere weniger. Mit dieser Übung werden die Gruppenteilnehmer aufgefordert, sich Gedanken darüber zu machen, wie sie diese Ziele darstellen und mit ihrer Kamera Bilder aufnehmen können, die zeigen, welche Konsequenzen die Entscheidung für einen der Wege oder Lebenswege nach sich zieht.

Erweiterte Übung
In einer der nächsten Sitzungen überprüfen die Gruppenteilnehmer mithilfe der Bilder die verschiedenen Entscheidungsmöglichkeiten und ihre möglichen Konsequenzen.

10.1.12
Ziele setzen

Eine der größten Schwierigkeiten bei der Umsetzung persönlicher Ziele ist die Aufrechterhaltung der Motivation. Diese Übung macht deutlich, wie unterstützend und motivierend die Fotografie bei diesem Prozess wirkt.

Material
Fotoausrüstung, große Bogen Papier, Markierstifte

Einstimmung
Die Gruppenteilnehmer denken an einen früher gefassten Vorsatz für das neue Jahr und berichten von den Herausforderungen bei dessen Realisierung, vom Ausmaß ihrer Schwierigkeiten und wie sie es geschafft haben, ihre Motivation aufrechtzuerhalten. Veranstalten Sie einen Wettbewerb, um zu ermitteln, wer seinen Vorsatz am schnellsten aufgegeben hat. Anschließend stellen Sie diesem Ergebnis Faktoren gegenüber, die mehr Erfolg versprechen.

Übung
Wird ein großes Ziels anvisiert, ist es ratsam, es in kleinere Einzelschritte aufzuteilen und sich vorzustellen, wie es sich anfühlt, diese zu erreichen. Das stärkt die Motivation und maximiert die Erfolgsaussichten. Erörtern Sie mit den Gruppenteilnehmern, wie Fotos ihnen helfen, sich die einzelnen Stadien der Reise auszumalen und sich darauf vorzubereiten. Sie können die folgenden Übungen entweder auf mehrere Sitzungen verteilen oder den Gruppenteilnehmern die Aufgabe stellen, außerhalb der Gruppe Fotos zu machen, sie in der Sitzung zu präsentieren und zu diskutieren.

- Die Gruppenteilnehmer überlegen sich ein Ziel, das sie langfristig erreichen möchten. Sie denken sich diesen Prozess als Reise und stellen sie auf dem Blatt Papier als Linie dar, deren Ende mit dem anvisierten Ziel identisch ist.
- Die Gruppenteilnehmer orientieren sich an der Linie, teilen ihre Ziele in kleine Einzelschritte ein und überlegen, wie die Teilziele aussehen könnten. Jeder Gruppenteilnehmer macht Aufnahmen von Gegenständen, Menschen oder Situationen, die diese Teilziele darstellen. Die Bilder können an den entsprechenden Stellen auf der Linie angebracht werden.
- Im letzten Teil der Übung malen sich die Gruppenteilnehmer aus, wie sie sich an den einzelnen Stationen ihrer Reise zum angestrebten Ziel fühlen. Sie fotografieren die verschiedenen Emotionen und bringen sie an der Linie an.

Die Gruppenteilnehmer tauschen sich anschließend über ihre Gefühle während des Prozesses aus. Erörtern Sie das Thema Zielsetzung und die Vorzüge des Fotografierens mit Blick auf die Dokumentation von Veränderungen und Aufrechterhaltung der Motivation.

Die Linie mit den Fotos soll den Gruppenteilnehmern helfen, den Prozess zu überwachen und zu dokumentieren. Wenn sie besondere Teilziele erreichen, können sie noch mehr Fotos machen, die zeigen, wie es sich anfühlt, diese Punkte zu erreichen.

10.1.13 Felsbrocken und Brücken

Gegenstände sind wirkungsvolle Metaphern, die Menschen veranlassen können, Situationen anders zu bewerten. Iwama, Baum und Christiansen (2006) haben das Kawa-Modell benutzt, um mithilfe der Flussmetapher Lebensperspektiven zu entwickeln. Bei diesem Modell repräsentieren Felsen die Lebensbedingungen, und das Treibholz steht für persönliche Aktiva und Passiva. Dieses Modell ist eins von vielen, das Metaphern zur Beschreibung von Hindernissen verwendet.

Die folgende Übung nutzt diesen Ansatz, um zu zeigen, dass dieser Prozess – Gegenstände auswählen und fotografieren, die bestimmte Situationen symbolisieren – den Gruppenteilnehmern helfen kann, sich erneut mit einem Problem auseinanderzusetzen, es umzudeuten und kreative Lösungen zu finden.

Material
Kiesel, Steine und kleine Felsbrocken, Fotoausrüstung

Einstimmung
Bitten Sie die Gruppenteilnehmer, die Kiesel, Steine und kleinen Felsbrocken (s. **Abb. 10-3** bis **10-6**) zu betrachten und anzufassen, um ihre Beschaffenheit, ihr Gewicht und ihre Form zu spüren. Dann fordern Sie sie auf, an ein aktuelles Problem zu denken, einen Stein auszuwählen, der es symbolisiert, und die folgenden Fragen zu beantworten:

- Warum haben Sie gerade diesen Kiesel, Felsbrocken oder Stein ausgewählt?
- Wie fühlen Sie sich, wenn Sie ihn halten?
- Was verraten seine Struktur, sein Gewicht und seine Form?
- Auf welche Weise verkörpert er Ihr Problem?
- Was würden Sie mit dem Kiesel, Felsbrocken oder Stein am liebsten machen?
- Veranlasst er Sie, die Situation anders wahrzunehmen?

Übung
Die Gruppenteilnehmer denken an ein aktuelles Problem. Stellen Sie ihnen die Aufgabe, einen Gegenstand, der dieses Problem auf irgendeine Weise symbolisiert, auszuwählen und zu fotografieren.

Die folgenden Fragen sollen die Diskussion in Gang bringen:

- Was hat die Gruppenteilnehmer zu diesem Gegenstand oder Merkmal hingezogen?
- Was ist das Besondere daran?
- Welche Wörter kommen ihnen in den Sinn, wenn sie es anschauen oder berühren?
- Bitten Sie die Gruppenteilnehmer, das Objekt aus verschiedenen Blickwinkeln zu fotografieren: aus der Nähe, aus der Entfernung und aus verschiedenen Blickwinkeln. Was fällt ihnen dabei auf?
- Können sie jetzt andere Aspekte wahrnehmen, wenn sie ihr Problem erneut betrachten?

Die Gruppenteilnehmer entwickeln ihre Bilder und betrachten sie in Ruhe. Was fällt ihnen dabei auf? Gibt es Dinge, die ihnen beim ersten Mal entgangen sind? Sieht der Gegenstand anders aus? Vermitteln die Bilder neue Erkenntnisse? Nehmen die Gruppenteilnehmer ihr Problem noch genauso wahr wie am Anfang? Falls nicht, wie hat sich ihre Wahrnehmung verändert?

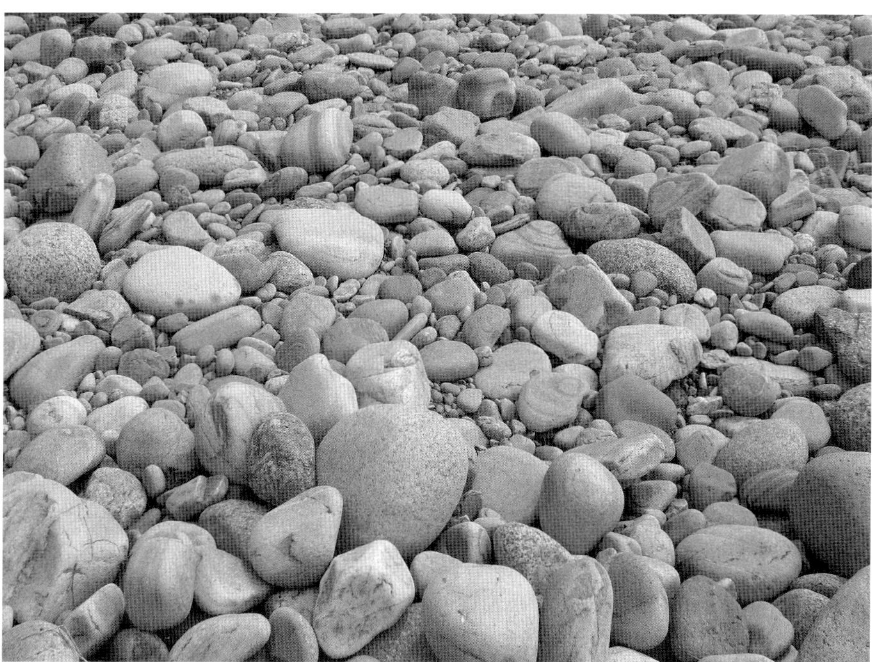

Abbildung 10-3

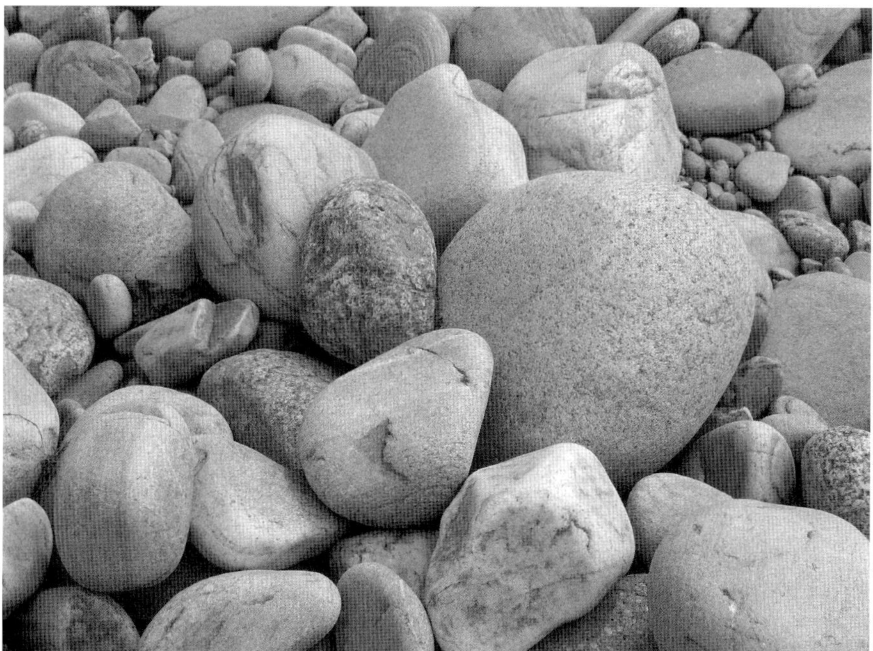

Abbildung 10-4

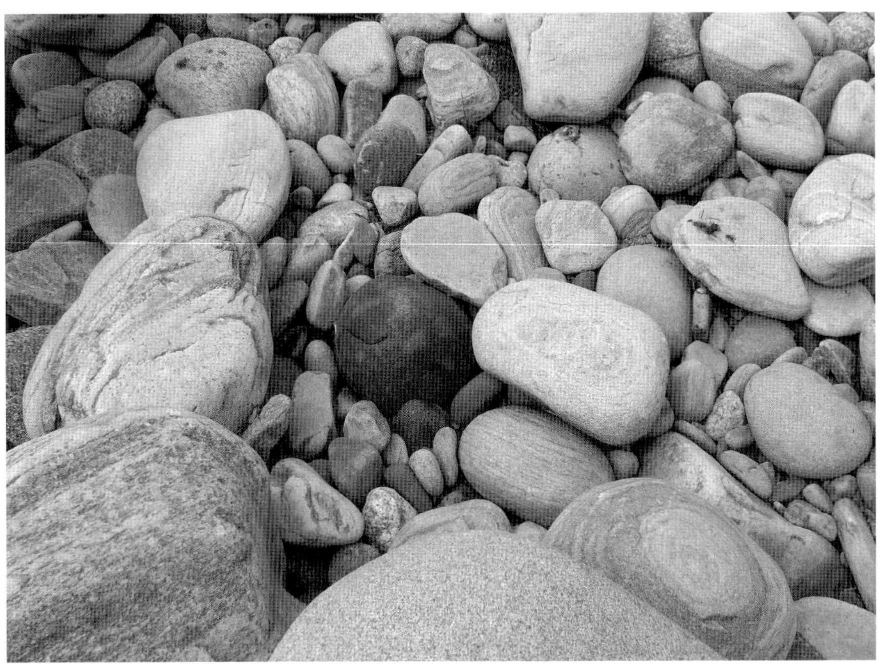

Abbildung 10-5

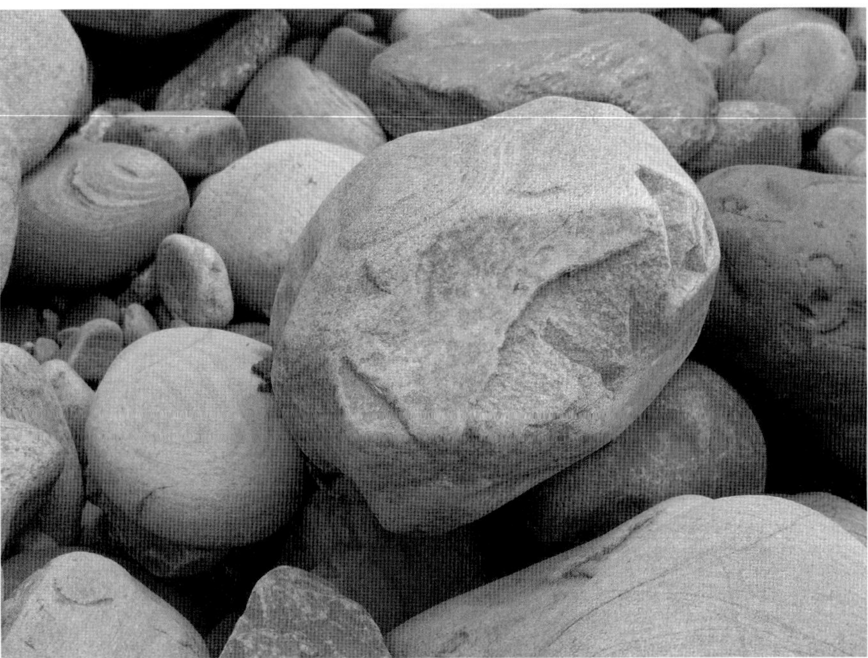

Abbildung 10-6

Erweiterte Übung
Als Fortsetzung der ersten Übung sollen die Gruppenteilnehmer sich jetzt auf die Suche nach einer zweiten Metapher begeben, einer Metapher, die die Lösung ihres Problems symbolisiert. Lassen Sie ihnen dafür ausreichend Zeit. Bevor sie das zweite Bild auswählen, vergewissern Sie sich, dass sie eine Vorstellung davon haben, was sie fotografieren sollen, und weisen Sie sie auch darauf hin, dass sie nicht unbedingt an dieser Vorstellung festhalten müssen, sondern ihrem Instinkt vertrauen sollten, wenn sich eine andere Lösung anbietet. So können die Teilnehmer anstatt einer auch mehrere Lösungen finden.

Praxisreflexion

> *Ich habe über ein Problem nachgedacht, das mit meiner Arbeit zusammenhing. Als wir einen Kiesel oder Stein auszuwählen sollten, der dieses Problem symbolisiert, fiel mir die Wahl leicht. Ich nahm eine Handvoll von den kleinsten Kieseln und umschloss sie so fest mit meiner Hand, dass sie mir durch die Finger rannen. Den anderen erklärte ich, es sei einer dieser unberechenbaren beweglichen Feiertage, und kaum hätte ich es geschafft, die Dinge in den Griff zu bekommen, tauche etwas anderes auf, und ich spürte, wie die Situation mir entglitte, so dass ich gezwungen sei, wieder von vorne zu beginnen. Dann sollten wir einen Gegenstand suchen, der unser Problem symbolisiert, und ihn fotografieren. Ich dachte an den Fluss in der Nähe des Ortes, in dem ich lebe. Es ist ein schöner Flecken Erde draußen in Derbyshire. Während ich am Ufer entlanglief, fielen mir die Windungen des Flusses auf. Mir gefiel diese Wahrnehmung, denn sie zeigte mir, dass mein Problem sich ständig veränderte. Mal floss das Wasser sehr schnell, so dass es richtig reißend wirkte, mal war es ruhig wie ein Mühlteich. Wieder hatte ich das Empfinden, dass dieser Wechsel zwischen Chaos und Langeweile genau meinen Job widerspiegelte.*
>
> *Ich hatte mir schon eine Brücke als Lösung ausgedacht und ich wusste auch, welche. Doch als ich am Flussufer in die Hocke ging, um das Objekt heranzuzoomen, bemerkte ich, wie seicht das Wasser war. Der erste Eindruck hatte also getäuscht, weil kleine Sandbänke das Wasser aufstauten. Als ich die Brücke dann fotografieren wollte, änderte ich meinen Entschluss. Sie war so groß und breit und irgendwie erschien mir eine Lösung, die das Wasser mied, nicht mehr richtig. Ich wollte lieber eine seichte Stelle suchen und hineinwaten. Solange ich die aufgestauten Stellen mied, konnte mir nichts passieren. Das Wasser würde zuerst wie ein Schock sein, aber ich würde mich daran gewöhnen und einen Weg finden, mit der Strömung umzugehen.*

10.1.14
Der dienstbare Geist in der Flasche

Entscheidend für ein erfolgreiches Veränderungsmanagement sind zwei Strategien:

1. Bereiche, die sich negativ auf die Gesundheit und das Wohlbefinden auswirken, erkennen und beseitigen
2. Hoffnungen und Wünsche für die Zukunft ausfindig machen.

Die folgenden Übungen knüpfen an die Übungen in Kapitel 9 an.

Material
Fotoausrüstung

Einstimmung
Die Gruppenteilnehmer stellen sich vor, sie hätten am Strand eine alte verstaubte Flasche gefunden. Sie heben sie auf und reinigen sie. Dabei sollen sie beschreiben, was als Nächstes passiert.

Übung
Während die Gruppenteilnehmer die Flasche vom Schmutz befreiten, entwickelte sich eine Rauchwolke und der dienstbare Geist aus der Flasche erschien und sagte:

> *Ich bin der dienstbare Geist aus der Flasche und du bist mein Meister. Es gibt jedoch ein Problem. Ich spreche zwar deine Sprache, kann aber nur über Bilder hören. Du hast drei Wünsche frei. Du musst nur Fotos von den drei Dingen machen, die du begehrst.*

Die Gruppenmitglieder befolgen die Anweisungen des dienstbaren Geistes und machen Bilder von drei Dingen, die sie sich wünschen oder die in der Zukunft in Erfüllung gehen sollen.

Die Gruppenteilnehmer bringen ihre Bilder zur nächsten Sitzung mit. Sie erläutern, was die Bilder darstellen und wofür sie stehen. Der Moderator wirft die Frage auf, ob die Hoffnungen und Wünsche im Bereich des Möglichen liegen. Die Gruppenteilnehmer machen sich gemeinsam an die Lösung des Problems und suchen nach Möglichkeiten, die Hoffnungen und Wünsche Wirklichkeit werden zu lassen.

10.1.15
Zehn Dinge, die ich tun möchte, bevor ich zu alt dafür bin

Diese Übung dreht sich um Dinge, die die Gruppenteilnehmer verwirklichen möchten, und bietet eine andere Möglichkeit, Zielsetzungen zu betrachten.

Material
Fotoausrüstung

Einstimmung
Die Gruppenteilnehmer stellen sich vor, sie müssten einen Lebensratgeber schreiben. Sie zählen auf:

- zehn Orte, die man *unbedingt* besuchen muss
- zehn Speisen, die man *unbedingt* essen muss
- zehn Musikstücke, die man *unbedingt* hören muss
- zehn Bücher, die man *unbedingt* lesen muss
- zehn Filme, die man *unbedingt* sehen muss
- zehn Dinge, die man *unbedingt* ausprobieren muss.

Übung
Die Gruppenteilnehmer müssen auch die Titelseite dieses Ratgebers gestalten. Sie wählen eine der oben genannten Kategorien aus und suchen und fotografieren Bilder, die ihre «Musts» erfassen. Anschließend machen sie aus den Bildern eine Fotomontage.

Danach werden die Bilder diskutiert. Die Gruppenteilnehmer überlegen, ob noch Bilder fehlen und ob die Dinge, die sie tun möchten, bevor sie zu alt dafür sind, immer noch die gleichen sind. Dies ist eine Gelegenheit, zukünftige Hoffnungen und Wünsche sowie praktische Schritte zu deren Erfüllung zu betrachten.

10.1.16
Schilde

Ein Schild kann verschiedene Dinge symbolisieren: überliefertes Erbe, Schutz, Tapferkeit. In dieser Übung sind die Gruppenteilnehmer dazu aufgefordert, einen Schild anzufertigen, der frühere Erfolge, mögliche Hindernisse, mögliche Ressourcen und einen Leitspruch widerspiegelt, der ihre Lebensphilosophie oder Lebenseinstellung zum Ausdruck bringt (s. **Abb. 10-7**). Die Übung ist eine Variante der beliebten Schild-Übung, die häufig in der Gruppenarbeit eingesetzt wird.

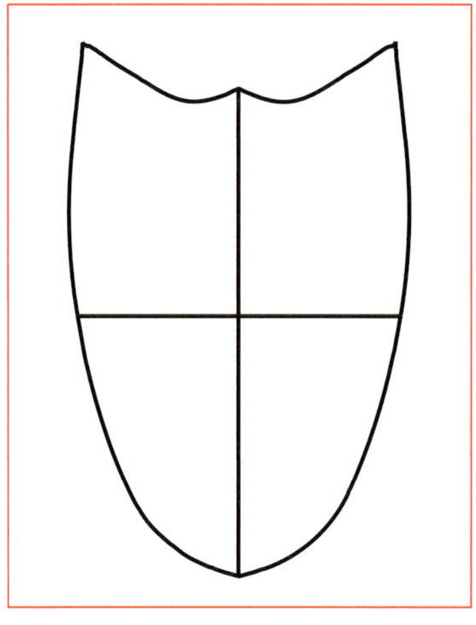

Abbildung 10-7

Material
Schul- oder Gesellschaftsmottos, Schildschablone, Fotoausrüstung, Pappe, Markierstifte

Einstimmung
Fragen Sie die Gruppenteilnehmer nach Schul- oder Gesellschaftsmottos. Hier einige Beispiele:

- Allzeit bereit (Pfadfinder)
- Suche, diene und folge Christus. (Girls Brigade[14])
- Sei dir selbst treu.
- Arbeite hart und sei erfolgreich.
- Lebe lang und erfolgreich! (Star Trek)

Fragen Sie die Gruppenteilnehmer, ob ihnen ein Motto oder Leitspruch einfällt, der ihre Lebenseinstellung zum Ausdruck bringt.

Übung
Die Gruppenteilnehmer legen Fotos in die vier Segmente der Schildschablone.

- Das erste Segment ist vorgesehen für Fotos oder Bilder, die ihre Erfolge darstellen.
- Das zweite Segment ist Fotos oder Bildern vorbehalten, die für Hindernisse oder Herausforderungen stehen.
- Das dritte Segment ist für Fotos oder Bilder reserviert, die die Ressourcen symbolisieren, auf die sie zurückgreifen können.
- Im vierten Segment wird ein Bild von einem Tier, das typische Merkmale ihrer Persönlichkeit verkörpert, eingefügt.

Zu guter Letzt schreiben sie auf den äußeren Rand des Schilds einen Leitspruch, der ihre Handlungen und ihre Lebensphilosophie bestimmt.

14 im englischsprachigen Raum verbreitete internationale und interkonfessionelle christliche Jugendorganisation. (Anm. d. Verlags)

11 Abschluss

Abschlüsse sind in mancherlei Hinsicht genauso wichtig wie Anfänge. Das Ende einer Reise ist der Beginn einer neuen, denn die Gruppenteilnehmer verlassen vertrautes Territorium und betreten Neuland. Das ist beunruhigend, aber auch spannend. In den letzten Sitzungen haben die Gruppenteilnehmer Gelegenheit, sich auf diesen Übergang vorzubereiten und ihn erfolgreich zu bewältigen.

In einer geschlossenen Gruppe mit fester Mitgliederzahl und begrenztem Zeitrahmen entstehen oft enge Beziehungen zwischen den Mitgliedern. Die Teilnehmer haben sich auf einer sehr tiefen Ebene intensiv ausgetauscht und gründlich kennengelernt. Für viele stellt die Teilnahme an dem Programm eine tiefgehende und beeindruckende Erfahrung dar, und es fällt ihnen schwer, sich davon zu lösen und ihren Weg alleine fortzusetzen. Die Empfindungen, die das Ende der Gruppenarbeit begleiten können, reichen von Traurigkeit, Verlust und Angst bis hin zu Vorfreude und Hoffnung und vielleicht sogar Erleichterung. Selbst Wut kann hochkommen und Fragen wie: «Warum muss es zu Ende sein?» Derartige Reaktionen sind Teil der Verleugnung, die mit dem Abschiedsprozess einhergeht (Atkinson und Wells, 2000).

In den letzten Sitzungen gilt es, all diesen Emotionen Rechnung zu tragen und Zeit zu gewähren, um

- das Erreichte zu würdigen
- die Übungen, an denen die Gruppenmitglieder teilgenommen haben, Revue passieren zu lassen
- sich den Beziehungen zu widmen, die sich entwickelt haben
- die gewonnenen Erkenntnisse zu festigen
- einen Blick in die Zukunft zu werfen.

Die letzten Sitzungen müssen sorgfältig vorbereitet werden, damit alle Teilnehmer den Übergang erfolgreich in die Wege leiten und bewältigen können. Sie müssen sich Gedanken machen, wie Sie die Teilnehmer auf das Ende der Gruppe vorbereiten und ihre Reise würdigen möchten.

11.1 Übungen

11.1.1 Es hat Spaß gemacht

Diese Übung ist ein spielerischer Rückblick auf die Höhepunkte der Gruppe. Sie bietet den Gruppenteilnehmern die Möglichkeit, sich über Dinge auszutauschen, die ihnen gefallen haben.

Material
Die Gruppenteilnehmer werden vor der Sitzung gebeten, einen Gegenstand oder ein Bild mitzubringen, das einen Aspekt ihrer Erfahrung darstellt, der mit positiven Erinnerungen verbunden ist. Außerdem brauchen sie eine Sofortbildkamera (Polaroid- oder Digitalkamera).

Einstimmung
Die Gruppenteilnehmer stellen ihre Gegenstände vor und erläutern, was sie darstellen. Die Diskussion konzentriert sich auf Dinge, die den Einzelnen in der Gruppe besonders gefallen haben.

Übung
Die Teilnehmer arbeiten in Kleingruppen und wählen ein Ereignis oder eine Übung aus, das/die eine besondere Bedeutung hat. Dann stellen sie das Ereignis oder die Übung in einer Pose oder Szene nach, und andere Gruppenteilnehmer fotografieren sie.

Jede Kleingruppe zeigt ihr Bild, und die anderen Gruppenteilnehmer müssen raten, welche Sitzung gemeint ist.

11.1.2 Die zurückgelegte Reise

Diese Übung eignet sich perfekt als «Abschluss» oder als Möglichkeit, sich mit einem bestimmten Abschnitt der Reise auseinanderzusetzen.

Material
Bilder, die von den Gruppenteilnehmern während des gesamten Zeitraums der Gruppenarbeit aufgenommen wurden, Arbeitsmaterialien

Einstimmung
Die Gruppenteilnehmer denken zurück an eine besondere Reise, beispielsweise: die Heimfahrt im Auto mit dem neugeborenen Kind, die Fahrt im Auto zur

kirchlichen Trauung oder ihre Heimreise nach längerer Abwesenheit und ihre Vorfreude auf die Familie oder die Freunde. Lassen Sie den Gruppenteilnehmern genügend Zeit für einen Erfahrungsaustausch.

Übung
Die Gruppenteilnehmer denken zurück an eine Reise, die sie mit der Kamera allein oder in der Gruppe unternommen haben. Sie berichten über «einmalige Augenblicke», Denkwürdiges oder Schwieriges, Wendepunkte sowie Höhen und Tiefen. Bitten Sie die Gruppenteilnehmer, diese Marksteine mit fotografischen Mitteln darzustellen und sich ein übergeordnetes Thema für ihre Reise auszudenken. Präsentieren Sie diese visuellen Reisen im Rahmen einer Ausstellung oder künstlerischen Darbietung und vertonen Sie die Bilder.

11.1.3
Was ich gelernt habe

Geben Sie den Gruppenteilnehmern in den letzten Sitzungen Gelegenheit, auf ihre Erfahrungen und Erkenntnisse zurückzublicken.

Material
Digitalkamera, Zugang zu einem Computer und einem Desktop-Publishing-Programm, beispielsweise Publisher

Einstimmung
Die Gruppenteilnehmer zählen auf, was sie in der Gruppe gelernt haben, zum Beispiel:

- **a**wareness of others (**A**chtsamkeit für andere)
- **b**alance (Gleichgewicht)
- **c**omposition (Zusammensetzung der Gruppe)
- **d**edication (Hingabe).

Übung
Die Gruppe entwirft eine Werbeanzeige für zukünftige Gruppen, die beschreibt, was die Teilnehmer erwarten, lernen oder entdecken können. Die Anzeige wird mit Bildern illustriert, die während der Sitzungen aufgenommen wurden. Zum Abschluss der Diskussion überlegen die Gruppenteilnehmer, was sie in der Gruppe gelernt haben und wie sich ihr Leben verändert hat.

11.1.4 Danke für die Erinnerung

Auch diese Übung eignet sich gut für die Abschlussphase. Sie zielt darauf ab, die geschilderten Erfahrungen der Gruppenteilnehmer und die Verdienste der anderen zu würdigen.

Material
Fotoausrüstung, Zettel, ein Behälter

Einstimmung
Jedes Gruppenmitglied schreibt seinen Namen auf einen Zettel, faltet ihn zweimal und legt ihn in den Behälter. Dann nimmt jeder Teilnehmer einen Zettel aus dem Behälter und schildert eine positive Erinnerung, die er mit der betreffenden Person in Verbindung bringt.

Übung
Die Gruppenteilnehmer arbeiten zu zweit oder in Kleingruppen. Sie nehmen ein Bild auf, das zeigt, wie sie von den anderen in Erinnerung behalten werden wollen. Zum Abschluss zeigen die Gruppenteilnehmer ihre Bilder und begründen ihre Wahl.

11.1.5 Was ich dir wünsche

In dieser Übung geht es um die Reise, die vor den Gruppenteilnehmern liegt. Die Übung, die sich über zwei Sitzungen erstrecken kann, ist gleichzeitig eine gute Gelegenheit, ihre Wertschätzung gegenüber den anderen Gruppenteilnehmern zum Ausdruck zu bringen.

Material
Gedichte und Gebete zum Thema Reise: gut geeignet ist der irische Segen, der mit den Worten «May the road rise to meet you» beginnt (s. «An Old Gaelic Blessing» im Anhang 2, S. 206), Fotoausrüstung

Einstimmung
Zu Beginn der Sitzung lesen die Gruppenteilnehmer diese Gedichte und Gebete gemeinsam und diskutieren über ihre Vorstellungen von der Zukunft.

Übung
Die Gruppenteilnehmer arbeiten zu zweit. Jeder beschreibt dem anderen seine Vorstellungen von der Zeit nachdem die Gruppe sich aufgelöst hat, das Ziel seiner

Reise, potenzielle Hindernisse und Zukunftserwartungen. Die Gruppenteilnehmer nutzen diese Informationen, um Objekte zu suchen und zu fotografieren, die zeigen, was sie dem anderen geben möchten, um ihm seinen Weg zu erleichtern. Das können ganz praktische Dinge sein, etwa ein Bild von einer Landkarte oder einem Kompass, damit die betreffende Person sich besser orientieren kann. Die Bilder können aber auch immaterielle Geschenke oder Wünsche darstellen, wie Frieden, Hoffnung, Ruhe. Die Bilder werden in der nächsten Sitzung gezeigt und als Grundlage für eine Diskussion über das Thema Zukunft und die Dinge, die die Gruppenteilnehmer der Gruppe verdanken, genutzt: bestimmte Fähigkeiten, Stärkung ihrer Persönlichkeit und praktische Kenntnisse.

11.1.6 Abschlussfeier

Diese Übung ist für die letzte Sitzung gedacht.

Material
Fotoausrüstung, Partyhäppchen, Luftballons und Luftschlangen. Ein Zeugnis für jedes Gruppenmitglied, das die Teilnahme an der Gruppe bestätigt. Die Gruppenteilnehmer bringen ein Bild von einem Gegenstand mit, den sie mit einer gelungenen Party in Verbindung bringen.

Einstimmung
Die Gruppenteilnehmer stellen ihr Bild vor und begründen ihre Wahl

Übung
Die Gruppenteilnehmer arrangieren gemeinsam «das letzte Gruppenfoto». Am Ende der Sitzung werden die Zeugnisse verteilt und die Gruppe und ihre Leistungen gewürdigt.

12 Die Schnittstelle zwischen dem persönlichen und dem professionellen Bereich

Selbstverständlich sind die Übungen in diesem Buch nicht auf die Gruppenarbeit beschränkt, sondern sie kommen auch in den Bereichen Selbsterforschung sowie persönliche und professionelle Entwicklung zum Einsatz. Da der fotografische Prozess die Reflexion fördert, ist er optimal geeignet, Distanz zu gewinnen, die Praxis einer Überprüfung zu unterziehen und Ereignisse aus einem anderen Blickwinkel wahrzunehmen. So wird der Denkprozess, mit dem Sie sich im Zuge der Planung Ihrer persönlichen und professionellen Entwicklung ohnehin beschäftigen, um eine Dimension bereichert.

In diesem kurzen Kapitel schildern Kollegen ihre Erfahrungen mit den Übungen, die sie in diesen Bereichen eingesetzt haben:

- Auseinandersetzung mit der Praxis während der Supervision
- Maßnahmen zur Personalentwicklung
- Umgang mit starken Emotionen.

Der Einblick in den möglichen Nutzen des Fotografierens im beruflichen oder Arbeitsbereich mag Sie dazu anregen, sich mit bestimmten Übungen erneut auseinanderzusetzen und ihre Einsatzmöglichkeiten im Rahmen Ihrer Bedürfnisse zu prüfen.

12.1 Die Fotografie in der Supervision

Supervision lässt sich wie folgt definieren:

> *Supervision ist ein Beratungskonzept, das zur Sicherung und Verbesserung der Qualität beruflicher Arbeit eingesetzt wird. Sie bezieht sich dabei auf psychische, soziale und institutionelle Faktoren.*
>
> *(Deutsche Gesellschaft für Supervision e. V. 2006: 82)*[15]

Wenn Sie im Gesundheitsbereich arbeiten, werden Sie mit Supervision vertraut sein. Während der Supervision überprüft ein Manager oder klinischer Spezialist offiziell Ihre professionelle Praxis und achtet systematisch auf verbesserungswürdige Bereiche. Wenn Sie nicht im Gesundheitsbereich arbeiten, ist die Supervision eher informell und findet im Rahmen von Gesprächen mit Kollegen oder Gleichgestellten statt.

In beiden Fällen ist das Ziel der Supervision die Auseinandersetzung mit der Praxis, um Wissen zu vertiefen und Möglichkeiten für Ihre eigene Entwicklung und für jene der von Ihnen begleiteten Einzelpersonen oder Gruppen ausfindig zu machen.

Die Fotografie lässt sich im Kontext der Supervision wie folgt nutzen:

- als Diskussionsschwerpunkt
- zur Erörterung sensibler oder heikler Themen
- zur Untersuchung schwieriger Gruppendynamiken
- zur Neubewertung familiärer Situationen.

Fotografieren hilft bei der Strukturierung von Diskussionen. Dabei geht es nicht darum, Menschen oder konkrete Dinge in Ihrem Arbeitsbereich zu fotografieren, sondern metaphorische Bilder zu finden. Schon die Auswahl der Bilder ist Teil der Verarbeitung von Erfahrungen. Ein Foto schafft Distanz und bietet die Möglichkeit, Situationen aus einem gewissen Abstand zu betrachten. Die Thematisierung bestimmter Situationen im Gespräch mit einem wohlwollenden Supervisor macht es möglich, sich ihnen aus einem anderen Blickwinkel zu nähern und so neue Perspektiven und Erkenntnisse zu gewinnen. Das folgende Beispiel zeigt, wie dieser Prozess vonstattengeht.

15 Deutsche Gesellschaft für Supervision e.V. (DGSv) (Hrsg.) (2006). Supervision – Ein Beitrag zur Qualifizierung beruflicher Arbeit. 4. Auflage. Köln: DGSv; zit. nach Schwarz, Renate (2007). Supervision in der Pflege. Bern: Verlag Hans Huber, S. 81.

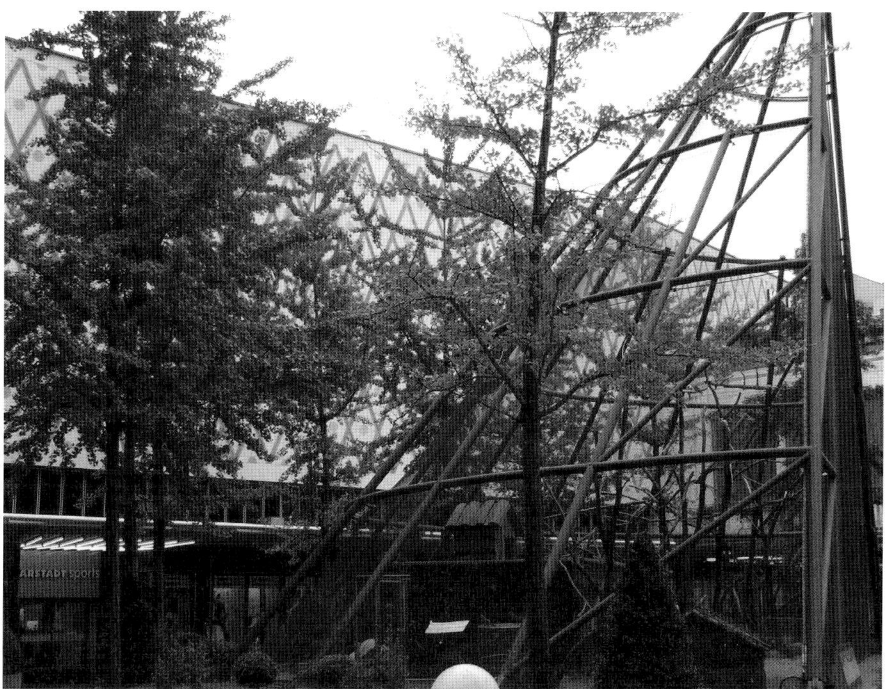

Abbildung 12-1: Der Glaskäfig.

Ich war sehr unzufrieden mit meiner Arbeit, hätte aber nicht genau sagen können, woran es lag. Ich arbeitete in einer forensischen Einheit – dies bedeutet wenig Sicherheitsmaßnahmen und kaum Veränderungen. Das einzige, was mir einfiel, war die junge Frau, die neu auf die Station gekommen war und mich verunsicherte. Die ganze Zeit ging sie im Zimmer herum. Ihre Energie war bemerkenswert, wie ein zu fest aufgewickeltes Gummiband kurz vor dem Zerreißen. Ich hatte alles versucht, um Kontakt zu ihr aufzunehmen, aber nichts hatte gefruchtet. Ich hatte das Gefühl, meine Arbeit nicht gut zu machen, was meine Unsicherheit noch verstärkte.

Ich nahm mir vor, in der Supervision darüber zu sprechen, wusste aber nicht so recht, wie ich es anfangen sollte. Während eines Spaziergangs hielt ich Ausschau nach einem Bild, das meinem Gefühl Ausdruck verlieh. Ich dachte an eine Sprungfeder oder Seilrolle, um meine Energie und Frustration deutlich zu machen. Dabei wich ich ein wenig von meiner üblichen Route ab und fand im Bankenbereich der Innenstadt eine riesige Voliere. Ich war vorher noch nie hier gewesen und daher ziemlich überrascht. Intuitiv begann ich, das Gebilde zu fotografieren. Mir taten die Vögel leid, die darin saßen. Sie waren so schön, und ich sah, dass einige angefangen hatten, aneinander herumzupicken, oder gegen die riesige käfigartige Konstruktion flogen. Ich fand, dass sie teilweise die Menschen, mit denen ich arbeitete, widerspiegelten. Ich verstand den Käfig als Metapher für die verschlossene Station und die Energie, die sie hatten, als selbstzerstörerisch.

Zufrieden nahm ich das Bild mit zur Supervision und machte Vorschläge für praktikable Strategien, die wir zur Unterstützung der Menschen auf der Station umsetzen konnten. Dies fühlte sich unglaublich hilfreich an. Meine Supervisorin nahm das Foto in die Hand und bat mich, die Hintergründe näher zu erläutern. Ich erzählte, wie ich die Voliere mitten in dem Bürokomplex gefunden hatte. Wir lachten ein bisschen, als ich sagte, die Ironie dabei sei, dass die Büroangestellten, die die Voliere entworfen hatten, eigentlich selber gefangen waren in ihrem Bürokomplex, diesem unsichtbaren Käfig. Dies war der Augenblick, in dem der Groschen fiel und ich den Grund meiner Unzufriedenheit erkannte. Für den Rest der Sitzung war ich beschäftigt mit Strategien, die helfen konnten, klarzukommen mit der einschränkenden Umgebung, in der ich arbeitete, und der Institutionalisierung, die mir zu schaffen machte.

12.2 Personalentwicklung und Weiterbildung

Personalentwicklung ist in den meisten Arbeitsbereichen ein wichtiges Thema. Sie vermittelt bestimmte Fähigkeiten und Fertigkeiten und fördert sowohl die Team-Bildung als auch die Teamarbeit. Für die Team-Bildung sind die Übungen in Kapitel 7 sehr zu empfehlen, denn sie bieten den Gruppenteilnehmern die Möglichkeit, sich von einer völlig neuen Seite kennenzulernen. Die Übung, in der es um drei Erfolge geht, ist besonders wirkmächtig und kann den Teams bislang unbekannte Fähigkeiten aufzeigen.

Die Fotografie kann in der Personalentwicklung auch als Lehrmittel eingesetzt werden. Kreative Medien sind interessant, ermöglichen eine andere Art der Auseinandersetzung mit einem Thema und bieten die Chance, vorgefasste Meinungen zu hinterfragen. Darüber hinaus können sie helfen, Gedanken auf eine andere, vielleicht einprägsamere Art, mit Kollegen auszutauschen. Aus dem folgenden Bericht geht hervor, wie ich das Fotografieren und die entsprechenden Fotos für eben diesen Zweck in einer Sitzung eingesetzt habe:

Es war nie meine Absicht, in einer Sitzung, in der es um Personalentwicklung geht, Fotos zu machen. Aber ich wollte die Erfahrungen der Menschen, mit denen ich arbeitete, anschaulich darstellen und zeigen, wie es ist, auf niedrigen

Stühlen zu sitzen, in der Luft zu schweben, die Zeit in nicht belegten Betten zu verbringen. Während meiner Mittagspausen begann ich, dies auf Fotos festzuhalten. Die Bilder waren beeindruckend und sprachen Bände über die Reizverarmung der Menschen in der Einheit. Denn die Welt sieht völlig anders aus, wenn man gerade einmal etwa 20 Zentimeter über dem Boden sitzt oder in einem Hebezeug in der Luft schwebt oder in eine weiße Leinenhülle eingepackt ist. Das Personal war schockiert, und wir haben dann lange über Möglichkeiten diskutiert, Abhilfe zu schaffen. Ich glaube, das wäre nie passiert, wenn ich diese Sitzung mit einem Vortrag begonnen hätte.

12.3 Der Umgang mit starken Emotionen

Die Arbeit in Gemeinde- und Krankenhaussettings ist für meine persönliche und professionelle Entwicklung gleichermaßen wichtig. Während dieser Zeit habe ich Menschen geholfen, mit chronischen Krankheiten zu leben, mit Menschen bis zu ihrem Tod gearbeitet, Familien unterstützt und jungen Frauen und Männern geholfen, mit der Scheidung ihrer Eltern und der daraus resultierenden Wut umzugehen.

Die Fotografie war mir während dieser Zeit ein Freund und Begleiter, ein Ventil für Emotionen, eine Möglichkeit, den professionellen und den persönlichen Bereich besser zu verstehen. Je nach Situation waren die Bilder ein sicherer Hafen, ein Mittel, starke Emotionen zu kanalisieren, oder sie halfen mir dabei, Geschehnisse zu enträtseln und einzuordnen.

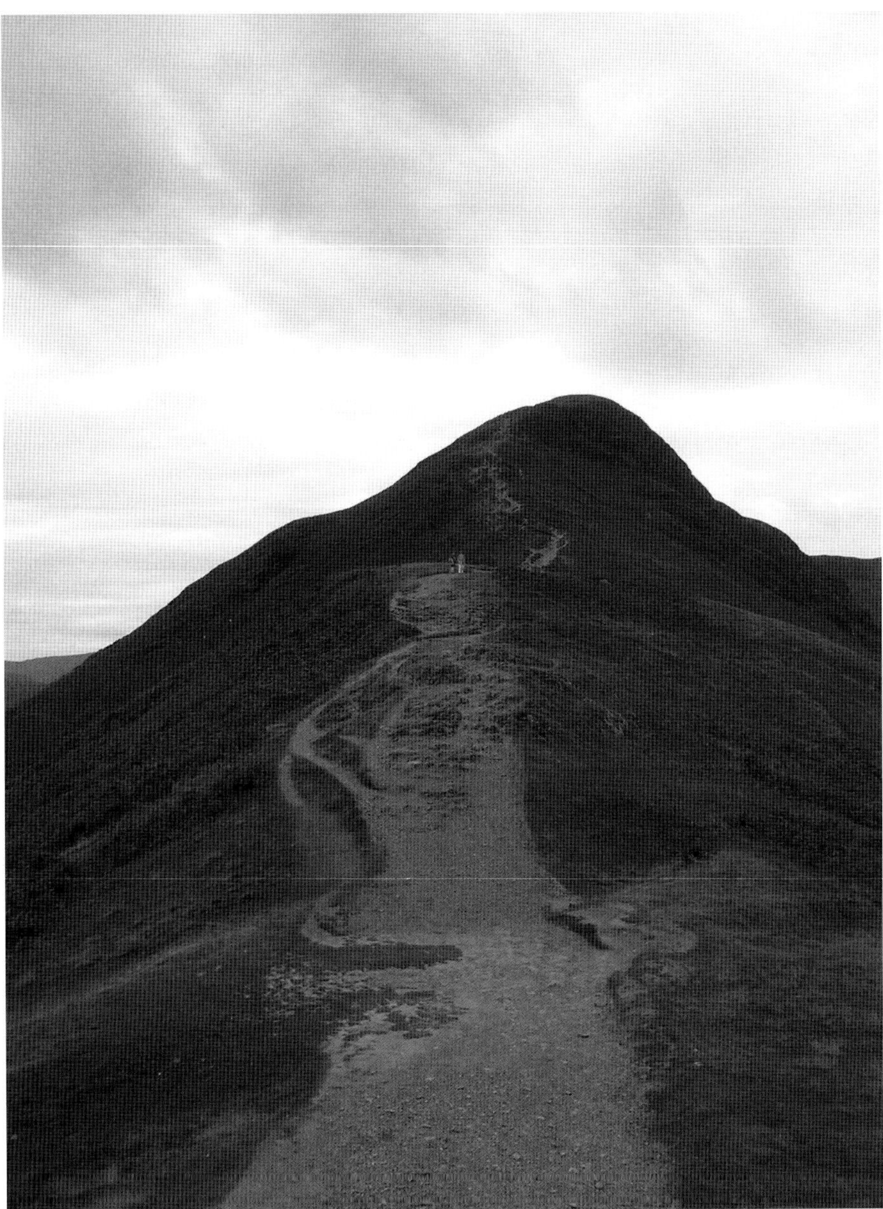

Abbildung 12-2: Dieses Bild stellt meine persönliche Reise dar. Der Berg steht manchmal für die Bedürfnisse der Klienten und manchmal für meine beruflichen Ziele. Der Weg bietet verschiedene Möglichkeiten. Er zeigt mir, dass man nicht immer auf direktem Weg ans Ziel gelangt und dass es in Ordnung ist, dann und wann vom Pfad der Tugend abzuweichen – und sei es auch nur, um die Aussicht zu genießen – vorausgesetzt, ich gehe nicht zu nahe an den Abgrund. Das Bild hängt über meinem Schreibtisch. An guten Tagen schaue ich es an und bin überzeugt, schon fast den Gipfel erreicht zu haben. Wenn etwas nicht so erfolgreich läuft, denke ich an den Weg, den ich bereits geschafft habe, und das gibt mir Hoffnung.

Schlussfolgerung: Ausblick

Das Buch hat aufgezeigt, wie die Fotografie zur Reflexion, Selbsterforschung und Einleitung von Veränderungen eingesetzt werden kann. Es hat dargelegt, dass Fotografieren zu neuen Erkenntnissen verhilft, dass der Blick durch das Objektiv die Wahrnehmung bestimmter Situationen verändert und uns lehrt, die Welt und uns selbst mit anderen Augen zu sehen.

Ich hoffe, das Buch hat Ihnen einen Einblick in die Möglichkeiten der Fotografie im Bereich der persönlichen und beruflichen Entwicklung vermittelt. Die Fotografie ist ein interessantes Medium, das auf verschiedenen Ebenen wirkt. Für einige Menschen bedeutet persönliches Wachstum, mit der Kamera umgehen zu können, Kontrolle über die Dinge zu haben und in den Prozess des Fotografierens involviert zu sein. Andere sehen darin eine Chance, auf ein Bild einzugehen, darüber zu sprechen, es als Mittel des Selbstausdrucks zu nutzen, Erinnerungen auszutauschen und dabei starken Gefühlen und Emotionen freien Lauf zu lassen oder Bilder für eine weitere kreative Reise zu nutzen. Für jeden Menschen, mit dem wir arbeiten, liegen die Schwerpunkte auf einem anderen Aspekt, aber die Wirkung ist immer die gleiche: Beziehungen umzugestalten.

Die Fotografie verleiht Menschen eine Stimme, dient ihnen als Ventil für den Selbstausdruck und bietet ihnen die Möglichkeit, neue Erkenntnisse zu gewinnen. Sie beflügelt die Fantasie, hilft uns, die Welt mit den Augen eines anderen zu betrachten, und kann unsere Ansichten darüber, wer dieser andere ist, radikal verändern, weil wir in einen dynamischen, echten Dialog treten, der weiter reicht als Worte. Um all dies zu ermöglichen, gilt es, stets den Menschen im Blick zu haben und darauf zu achten, dass er im Mittelpunkt des Prozesses steht.

Die Möglichkeiten der Fotografie sind breit gefächert und unabhängig von Alter und Gesundheitszustand sowie von Sprache und Kultur. Die Übungen in diesem Buch, die leicht auf individuelle Bedürfnisse abgestimmt werden können, sind für Gruppen unterschiedlicher Art geeignet, auch für solche, die in der Gemeinde, in Krankenhäusern und anderen stationären Settings angeboten werden. Sie leisten hervorragende Dienste in der beruflichen Entwicklung und haben ihren festen Platz im Rahmen persönlicher und beruflicher Planungsprozesse.

Das Buch basiert auf einem Ansatz, der weder Spezialwissen noch komplizierte Apparaturen erfordert. Es ist jedoch eine anerkannte Tatsache, dass es innerhalb des therapeutischen Rahmens auch andere Ansätze gibt. Die Literaturliste am Ende des Buches enthält weitere Quellen für Leser, die sich näher mit diesem Ansatz befassen möchten.

Ein Buch über die Möglichkeiten der Fotografie zu schreiben, lässt sich in etwa mit der Aufnahme eines Bildes vergleichen. Man späht durch die Linse und entdeckt, wie viel es zu sehen gibt, wie viele Entscheidungen zu treffen sind, und man fragt sich: Welchen Aspekt soll ich wählen? Soll ich das ganze Panorama einfangen oder mich lieber auf ein winziges Detail konzentrieren? Wie kann ich alle wichtigen Faktoren beachten und der Vielfalt der Perspektiven gerecht werden? Ich hoffe, Ihnen hat dieser Schnappschuss, dieser Überblick über die vielfältigen Möglichkeiten visueller Bilder Freude gemacht. Vor allem aber wünsche ich mir, dass Ihnen das Buch Lust auf eine fotografische Reise gemacht hat, damit Sie nach und nach selbst entdecken können, welche anderen Möglichkeiten das Fotografieren darüber hinaus zu bieten hat.

Literatur

Atkinson, K. and Wells, C. (2000) Creative Therapies: A Psychodynamic Approach within Occupational Therapy. Cheltenham: Nelson Thornes.

Berman, L. (1993) Beyond the Smile: The Therapeutic Use of the Photograph. London: Routledge.

Concise Oxford Dictionary. (1990) Eighth edition. Oxdford: Clarendon Press.

Craig, C. (2005) Focusing on the Person: Exploring the Potential of Photography for People with Dementia. Stirling: Dementia Services Development Centre.

Cronin, O. (2005) Psychology and photographic theory. In Prosser, J. (1998) Image Based Research: A Sourcebook for Qualitative Researchers. London: Routledge.

Department of Health. (1993) A Vision for the Future. The Nursing, Midwifery and Health Visiting Contribution to Health and Health Care. London: HMSO.

Dowrick, S. (1998) Intimacy and Solitude. London. The Women's Press.

Foster-Fishman, P., Nowell, B., Deacon, Z., Nievar, M. A. and McCann, P. (2005) Using Methods that matter: the impact of reflection, dialogue and voice. American Journal of Community Psychology 36, 275–291.

Frith, H. and Harcourt, D. (2007) Using photographs to capture women's experiences of chemotherapy: reflecting on the method. Qualitative Health Research 17, 0, 1340–1350.

Hagedorn, M. I. E. (1996) Photography: an aesthetic technique for nursing inquiry. Issues in Mental Health Nursing 17, 517–527.

Iwama, M., Baum, C. and Christiansen, C. (2006) The Kawa Model: Culturally Relevant Occupational Therapy. Edinburgh: Elsevier Health Sciences.

Jung, C. G. (1938) Psychology and Religion. In Collected Works 11: Psychology and Religion: West and East. Bollingen series XX, New York: Pantheon Books.

Krauss, D. A. and Fryrear, J. L. (Eds.) (1983) Photo Therapy in Mental Health. Springfield, IL: Charles C. Thomas.

Lahad, M. (1992) Storymaking in assessment method for coping with stress: six-piecestory-making and BASIC Ph. In Jennings, S. Dramatherapy: Theory and Practice 2 (pp. 150–164). London: Routledge.

Lemon, N. (2007) Take a photograph: teacher reflection through narrative. Reflective Practice 8, 2, 177–191.

McKillop, J. (2003) Opening Shutters – Opening Minds. Stirling: Dementia Services Development Centre.

Martin, R. and Spence, J. (1985) New portraits for old: The use of camera in therapy. Feminist Review 19, 66–92.

Mitchell, R. (2005) Captured memories: a photography project in a drop-in centre.

Ortberg, J. (1993) Everybody's Normal Till you Get to Know Them. Grand Rapids, Michigan: Zondervan.

Percy, M. S. (1995) Children from homeless families describe what is special in their lives. Holistic nursing practice 9, 4, 24–33.

Philips, D., Linnington, L. and Penman, D. (1999) Writing Well. Creative Writing and Mental Health. London: Jessica Kingsley Publishers.

Pink, S. (2001) Doing Visual Ethnography. London: Sage.

Rampton, T. B., Rosemann, J. L., Latta, A. L., Mandleco, B. L., Olsen Roper, S. and Dyches, T. T. (2007) Images of life: siblings of children with Down Syndrome. Journal of Family Nursing 14, 4, 420–442.

Russell, L. (2007) Visual methods in researching the arts and inclusion: possibilities and dilemmas. Ethnography and Education 2, 39–55.

Smith, C. (2007) Innovative rehabilitation after head injury: examining the use of a creative intervention. Journal of Social Work Practice 21, 3, 297–309.

Wang, C. C., Morrell-Samueles, S., Hutchinson, P., Bell, L. and Pestronk, R. M. (2004) Flint photovoice: community-building among youth, adults and policy makers. American Journal of Public Health 94, 6, 911–913.

Weiser, J. (1999) Phototherapy Techniques: Exploring the Secrets of Personal Snapshots and Family Albums (2nd edition). Vancouver, Canada: Phototherapy Centre.

Wilson, N., Dasho, S., Martin, A., Wallerstein, N., Wang, C. and Minkler, M. (2007) Engaging young adolescents in social action through photovoice. The Youth Empowerment Strategies (YES) Project. Journal of Early Adolescence 27, 2, 421–461.

Yalom, I. D. (1975) The Theory and Practice of Group Psychotherapy (2nd ed.). New York: Basic Books.

Informationen und weiterführende Literatur

Fototherapie

Der Einsatz der Fotografie zur Reflexion und Einleitung von Veränderungen ist bei Weitem kein neues Konzept. Die Fototherapie, wie sie genannt wird, ist eine wirksame, eigenständige, in Kanada und Amerika entwickelte Therapieform, die mit der Fotografie und dem Fotografieren arbeitet. Der Ansatz mit seinen herausragenden Vertretern Judy Weiser und Jo Spence wurde in den 1970er-Jahren entwickelt.

Die Fototherapie setzt verschiedene psychotherapeutische Techniken ein, um die Klienten auf die Arbeit mit einem Therapeuten vorzubereiten und ihnen durch das Fotografieren neue Erkenntnisse zu ermöglichen. Die folgenden Texte bieten Lesern, die mehr über diesen Ansatz erfahren möchten, eine umfassende Einführung in das Thema.

Amerikaner, M., Schauble, P. and Ziller, R. C. (1980) Images: the use of photographs in personal counselling. Personnel and Guidance Journal 59, 68–73.

Berman, L. (1993) Beyond the Smile: The Therapeutic Use of the Photograph. London: Routledge.

Comfort, C. E. (1985) Publishing pictures as psychotherapeutic tools. Arts in Psychotherapy 12, 4, 245–256.

Fryrear, J. L. and Corbit, I. E. (1992) Photo Art Therapy: A Jungian Perspective. Springfield, IL: Charles C. Thomas.

Hogan (Turner) P. (1981) Photography in the educational setting. Arts in Psychotherapy 8, 3, 193–199.

Weiser, J. (2004) Phototherapy techniques in counselling and therapy: using ordinary snapshots and photo-interactions to help clients heal their lives. Canadian Art Therapy Association Journal 17, 2, 23–53.

Weiser, J. (1999) Phototherapy Techniques: Exploring the Secrets of Personal Snapshots and Family Albums, second edition, Vancouver: PhotoTherapy Centre Press.

Ziller, R. C. (1989) Auto-Photography: Observation from the Inside-Out. Newbury Park, CA: Sage.

Therapeutisches Schreiben

Kapitel 5 zeigt, wie die Fotografie zusammen mit anderen künstlerischen Medien eingesetzt werden kann. Nachfolgend sind weitere Bücher und Informationen aufgeführt, die Sie für sich nutzen oder an andere weitergeben können, die sich für den kreativen Prozess interessieren.

Bolton, G. (1999) The Therapeutic Potential of Creative Writing: Writing Myself. London: Jessica Kingsley Publishers.

Bolton, G., Howlett, S., Lago, C. and Wright, J. (2002) Writing Cures: An Introductory Handbook of Writing in Counselling and Psychotherapy. London: Brunner-Routledge.

Flint, R. (2000) Fragile Space: Therapeutic Relationship and the World. In F. Sampson (Ed.), Writing in Health and Social Care. London: Jessica Kingsley Publishers.

Glouberman, D. (1995) Life Choices, Life Changes: Develop Your Personal Vision with Imagework. London: Thorson.

Schneider, M. and Killick, J. (1998) Writing for Self Discovery. Shaftesbury: Element.

Deutschsprachige Bücher

Heimes, S. (2009) Kreatives und therapeutisches Schreiben: Ein Arbeitsbuch. Göttingen: Vandenhoeck & Ruprecht, 2. Aufl.

Pennebaker, J. (2010) Heilung durch Schreiben. Ein Arbeitsbuch zur Selbsthilfe. Bern: Verlag Hans Huber.

Platsch, A. (2010) Schreiben als Weg: Von der kreativen Kraft des Wortes. Bielefeld: Theseus.

Digitales Sammelalbum

Bei dieser Kombination aus Fotografie und Collage entsteht eine visuelle Dokumentation, deren Themen auf eine bestimmte Person zugeschnitten und für diese von Bedeutung sind.

Aitman, J. (2005) Scrapbooking. Tunbridge Wells, Kent: Search Press.

Memory Makers. (2005) Creative Scrapbooking with Your Computer: Simple Tips and Techniques for Stunning Layouts. Cincinnati, OH: Memory Makers.

McKenna, S. (2005) Cropping for Scrapbooking. Tunbridge Wells, Kent: Search Press.

Walsh, C. (2008) The Busy Scrapper. Cincinnati, OH: Memory Makers.

Wines Reed, J. and Wines, J. (2005) Digital Scrapbooking for Dummies. Hoboken, NJ: John Wiley & Sons.

Literatur für Leser, die mit Menschen arbeiten, die Demenz haben

Ich habe häufig mit Menschen mit Demenz gearbeitet. Die folgende Literatur ist speziell auf diese Klientengruppe zugeschnitten.

Craig, C. (2005) Focusing on the Person: Exploring the Potential of Photography for People with Dementia. Stirling: Dementia Services Development Centre.

McKillop. J. (2003) Opening Shutters – Opening Minds. Stirling: Dementia Services Development Centre. *Dieses Buch enthält Fotos, die James* [McKillop; Anm. d. Verlags] *gemacht hat, nachdem er die Diagnose Demenz erhalten hatte. Die eindrucksvollen Bilder geben Auskunft über die Möglichkeiten der Fotografie im Bereich der Kommunikation.*

Mitchell, R. (2005) *Captured Memories.* Stirling: Dementia Services Development Centre. *In diesem Buch geht es um ein spannendes Projekt: Menschen mit Demenz halten ihre Eindrücke von verschiedenen Ausflügen mit fotografischen Mitteln fest. Die Ausflüge sind hervorragend in Wort und Bild dokumentiert und die detaillierten Beschreibungen von Rosas* [Mitchell; Anm. d. Verlags] *liefern Lesern, die die Fotografie bei ähnlichen Gruppen einsetzen wollen, wertvolle Anregungen.*

Fleming, R. and Uchide, Y. (2004) Images of Care in Australia and Japan. Stirling: Dementia Services Development Centre. *Diese Publikation zeigt die vielfältigen Möglichkeiten des Fotografierens auf. Der Bildband dokumentiert die Lebensbedingungen in zwei Pflegeheimen, von denen das eine in Australien und das andere in Japan liegt. Zu dem Bildband gehört eine CD mit weiteren Fotos, Hintergrundinformationen und einer Analyse des Projekts und seiner Befunde.*

Rose, S. and Killick J. (2001) Video Portraits: Recognising the Whole Person. Stirling: Dementia Services Development Centre. *Dieses Paket enthält drei Videos, die die Filmemacherin Sitar Rose in einem Wohnheim in Edinburgh gedreht hat. Die Videos, die in Zusammenarbeit mit den portraitierten Personen entstanden sind, zeigen, wie diese Arbeit Menschen stärken kann.*

Fotografie

Die nachstehend aufgeführten Fotobände zeigen die Herangehensweise verschiedener Fotografen an ein bestimmtes Thema. Die Fotobände bieten eine Fülle von Anregungen für Gruppen und sind eine wahre Fundgrube, wenn es um die Entwicklung von Themen geht.

Adams, A. (2007) Ansel Adams' 400 Photographs. Boston, MA: Little, Brown & Company.

Arthus-Bertrand, Y. and Brown, L. (2005) The Earth from the Air, third edition. London: Thames & Hudson.

Bendavid-Val, L. (2003) Through the Lens. National Geographic Greatest Photographs. Washington, DC: National Geographic Books.

Cox, R. K. (2008) Wildlife Photographer of the Year: Portfolio 18, London: BBC Books.

Fothergill, A. (2007) Planet Earth: The Photographs. London: BBC Books.

Reuters (2009) Our World Now. London: Thames and Hudson.
McCullin, D. (2007) In England. London: Jonathan Cape Ltd.
National Geographic Society. (2004) In Focus: National Geographic Greatest Portraits. Washington, DC: National Geographic Books.

Digitale Fotografie

In diesem Buch geht es nicht um die technischen Aspekte der Fotografie. Allerdings möchten Gruppenteilnehmer, die sich für dieses Medium interessieren, oft mehr über diesen Aspekt des Fotografierens erfahren. Die folgende Literatur ist ein guter Einstieg in das Thema.

Freeman, M. (2006) The Complete Guide to Digital Photography, third Edition. London: Thames & Hudson.
Freeman, J. (2008) Digital SLR Photography. London: Collins.
Hall, B. (2000) The Complete Beginners Guide to Using a Digital Camera for the First Time. Cirencester: Management Books.
Harman, D. and Jones, D. (2007) The Digital Photography Handbook. London: Quercus Publishing Plc.
King, J. A. and Timacheff, S. (2008) Digital Photography for Dummies, sixth edition. Chichester: John Wiley & Sons.
Sherman, J. (2007) Your Digital Camera Made Easy: A Beginner's Guide. London: Age Concern Books.

Technische Aspekte der Fotografie

Dieses Thema könnte Leser interessieren, die sich näher mit Bildkomposition und Design befassen möchten.

Busch, D. (2007) Digital SLR Cameras and Photography for Dummies. 2nd edn. Hoboken, NJ: Wiley & Sons.
Freeman, M. (2007) The Digital SLR Handbook. London: Collins.
Frost, L. (2006) The Creative Photography Handbook: A Sourcebook of Over 70 Techniques and Ideas. Cincinnati, OH: David & Charles PLC.
Frost, L. (2001) Night and Low-light Photography: The Complete Guide. Cincinnati, OH: David & Charles PLC.
Joinson, S. (2007) Get the Most From Your Digital Camera: The Ultimate Guide to Digital Cameras, Software Printing and Technique. Cincinnati, OH: David & Charles PLC.
Lezano, D. (2007) The Photography Bible: A Complete Guide for the 21st-Century Photographer. Cincinnati, OH: David & Charles PLC.
Peterson, B. (2004) Understanding Exposure: How to Shoot Great Photographs with a Film or Digital Camera. New York: Amphoto Books.
Peterson, B. (2003) Learning to See Creatively. New York, NY: Amphoto Books.

Anhang 1

Ein Fotoalbum zum Selbermachen

Sie brauchen für das Album diese Materialien:

- zwei Stücke Pappe (ideal wäre Karton), Größe 15 x 21 cm
- zwei Stücke Geschenkpapier, Größe 18 x 25 cm
- fünf Blatt Papier für die Innenseiten, Größe 21 x 29 cm
- Nadel und Faden
- Lineal, Bleistift und Klebstoff
- farbiges Klebeband.

Legen Sie ein Stück Pappe auf die unbedruckte Seite des Geschenkpapiers. Tragen Sie Klebstoff auf die Ränder des Papiers auf und kleben Sie das Papier auf die Pappe. Wiederholen Sie den Vorgang mit dem zweiten Stück Pappe.

Für den Einband reißen Sie ein Stück Klebeband ab und legen Sie es mit der klebenden Seite nach oben auf den Tisch. Drücken Sie nun die Buchdeckel auf das Klebeband und lassen Sie für die Seiten eine Lücke (ca. 1 cm) zwischen den Buchdeckeln. Schlagen Sie das Klebeband an beiden Enden ein.

Jetzt nehmen Sie die fünf Blatt Papier und falten die längere Seite auf der Hälfte. Dann falten Sie die Seiten auseinander und malen auf die Außenkanten der Falz drei Punkte: einen Punkt in die Mitte (A) und die beiden anderen Punkte, (B) und (C), jeweils 4 cm von Punkt (A) entfernt. Durchstechen Sie die Punkte mit der Nadel. Dann fädeln Sie den Faden in die Nadel und führen, am mittleren Punkt (A) an der Außenseite der Falz beginnend, die Nadel und den Faden bis auf 3 cm durch das Loch. Jetzt führen Sie Nadel und Faden in Form einer Acht durch Punkt (B), so dass die Nadel an der Außenseite des Buches herauskommt, und führen sie durch die Mitte zurück zum Ausgangspunkt. Dann ziehen Sie den Faden aus der Nadel, knoten die beiden Fadenenden fest zusammen und schneiden den restlichen Faden ab.

Um die Buchdeckel mit dem Buchrücken zu verbinden, tragen Sie Klebstoff dünn auf die Innenseite des vorderen Deckels auf. Legen Sie die zusammengenähten Buchseiten mit der gefalzten Seite in die Lücke, die Sie für den Buchrücken ausgespart haben. Jetzt machen Sie das Gleiche mit dem anderen Deckel.

Es macht Spaß, die leeren Seiten mit ausgewählten Bildern zu füllen.

Anhang 2

Warning

Jenny Joseph (*1932)

When I am an old woman, I shall wear purple
With a red hat which doesn't go, and doesn't suit me.
And I shall spend my pension on brandy and summer gloves
And satin sandals, and say we've no money for butter.
I shall sit down on the pavement when I'm tired
And gobble up samples in shops and press alarm bells
And run my stick along the public railings
And make up for the sobriety of my youth.
I shall go out in my slippers in the rain
And pick the flowers in other peoples' gardens
And learn to spit.

You can wear terrible shirts and grow more fat
And eat three pounds of sausages at a go
Or only bread and pickle for a week
And hoard pens and pencils and beermats and things in boxes.

But now we must have clothes that keep us dry
And pay our rent and not swear in the street
And set a good example for the children.
We must have friends to dinner and read the papers.

But maybe I ought to practise a little now?
So people who know me are not too shocked and surprised
When suddenly I am old, and start to wear purple.

Warnung

Wenn ich eine alte Frau bin, werde ich Lila tragen
mit einem roten Hut, der nicht dazu passt und mir nicht steht.
Und ich werde meine Rente für Weinbrand und Sommerhandschuhe
und Samtsandalen ausgeben und dann sagen, wir haben kein Geld für Butter.
Ich werde mich auf dem Gehsteig hinsetzen, wenn ich müde bin,
und in den Geschäften Gratismuster hamstern und Alarmglocken schellen
und mit meinem Stock an öffentlichen Geländern entlangfahren
und die nüchterne Angepasstheit meiner Jugend wettmachen.
Ich werde in meinen Hausschuhen ausgehen, wenn es regnet,
und in den Gärten der Anderen Blumen pflücken
und lernen zu spucken.

Man kann schreckliche Blusen tragen und immer fetter werden
und drei Pfund Würstchen aufs Mal
oder eine Woche lang nur Brot und Pickles essen
und in Schachteln Federn und Bleistifte und Bierdeckel und Zeugs horten.

Aber jetzt müssen wir Kleider tragen, die uns trocken halten,
und die Miete bezahlen, und auf der Straße dürfen wir nicht fluchen,
um Kindern mit gutem Beispiel voran zu gehen.
Wir müssen Freunde zum Essen einladen und die Zeitung lesen.

Aber vielleicht sollte ich jetzt schon ein bisschen üben?
Damit die Leute, die mich kennen, nicht zu schockiert und überrascht sind,
wenn ich plötzlich alt bin und anfange, Lila zu tragen.

I Wandered lonely as a Cloud

(Daffodils)
(William Wordsworth, 1770–1850)

I wandered lonely as a Cloud
That floats on high o'er Vales and Hills,
When all at once I saw a crowd
A host, of golden Daffodils;
Along the Lake, beneath the trees,
Ten thousand dancing in the breeze.

The waves beside them danced, but they
Outdid the sparkling waves in glee: –
A Poet could not be but gay
In such a laughing company:
I gazed – and gazed – but little thought
What wealth the show to me had brought:

For oft when on my couch I lie
In vacant or in pensive mood,
They flash upon that inward eye
Which is the bliss of solitude,
And then my heart with pleasure fills,
And dances with the Daffodils.

aus: William Wordsworth: I Wandered Lonely as a Cloud. Balladen, Sonette, Versepen. Übersetzt und herausgegeben von Wolfgang Schlüter. Straelener Manuskripte, Straelen 2011, S. 24. Abdruck mit freundlicher Genehmigung.

Ich wanderte so einsam

Ich wanderte so einsam, selbstvergessen,
wie Wolken über Tal und Hügel säumen,
als ich auf einmal von Narzissen
im Tanze, unabsehbar, eine gelbe Wiese
den See entlang erblickte, unter Bäumen
Zehntausende im Tanze in der Brise.

Die Wellen neben ihnen tanzten – sie indessen:
sie übertrafen noch die Glitzerwelln an Lustbarkeit;
kein Dichter konnt sich da mit seiner Heiterkeit
an solcher lachenden Gesellschaft messen.
Ich schaute – schaute – und hatt' kaum bedacht,
welch einen Reichtum dieser Anblick mir gebracht:

Denn oft, wenn auf der Couch ich lieg
in leerem oder nachdenklichem Sinn,
kehrt jäh ihr Bild mir vor den innern Blick zurück:
mein Herzensglück, in dem ich einsam bin.
Ein Freudenlied mein Herz dann singt
und im Narzissentakt sich schwingt.

aus: William Wordsworth: I Wandered Lonely as a Cloud. Balladen, Sonette, Versepen.
Übersetzt und herausgegeben von Wolfgang Schlüter. Straelener Manuskripte, Straelen 2011, S. 25.

Jabberwocky

(Lewis Carroll, 1832–1898)

'Twas brillig, and the slithy toves
Did gyre and gimble in the wabe:
All mimsy were the borogoves,
And the mome raths outgrabe.

"Beware the Jabberwock, my son!
The jaws that bite, the claws that catch!
Beware the Jubjub bird, and shun
The frumious Bandersnatch!"

He took his vorpal sword in hand:
Long time the manxome foe he sought –
So rested he by the Tumtum tree,
And stood awhile in thought.

And, as in uffish thought he stood,
The Jabberwock, with eyes of flame,
Came whiffling through the tulgey wood,
And burbled as it came!

One, two! One, two! And through and through
The vorpal blade went snicker-snack!
He left it dead, and with its head
He went galumphing back.

"And, hast thou slain the Jabberwock?
Come to my arms, my beamish boy!
O frabjous day! Callooh! Callay!"
He chortled in his joy.

'Twas brillig, and the slithy toves
Did gyre and gimble in the wabe:
All mimsy were the borogoves,
And the mome raths outgrabe.

aus: Lewis Carroll: *Alice's Adventures in Wonderland* and *Through the Looking-Glass (and What Alice Found There)*. The Centenary Edition. London: Penguin Classics 1998, S. 132.

Der Zipferlake

Verdaustig wars, und glasse Wieben
Rotterten gorkicht im Gemank;
Gar elump war der Pluckerwank,
Und die gabben Schweisel frieben.

«Hab acht vorm Zipferlak, mein Kind!
Sein Maul ist beiß, sein Griff ist bohr!
Vorm Fliegelflagel sieh dich vor,
Dem mampfen Schnatterrind!»

Er zückt' sein scharfgebifftes Schwert,
Den Feind zu futzen ohne Saum,
Und lehnt' sich an den Dudelbaum
Und stand da lang in sich gekehrt,

In sich gekeimt, so stand er hier:
Da kam verschnoff der Zipferlak
Mit Flammenlefze angewackt
Und gurgt' in seiner Gier!

Mit eins! und zwei! und bis aufs Bein!
Die biffe Klinge ritscheropf!
Trennt er vom Hals den toten Kopf,
Und wichernd springt er heim.

«Vom Zipferlak hast uns befreit?
Komm an mein Herz, aromer Sohn!
O blumer Tag! O schlusse Fron!»
So kröpfte er vor Freud.

Verdaustig wars, und glasse Wieben
rotterten gorkicht im Gemank;
Gar elump war der Pluckerwank,
Und die gabben Schweisel frieben.

aus: Lewis Carroll: Alice hinter den Spiegeln. Aus dem Englischen von Christian Enzensberger, S. 27–28.

The Road Not Taken

(Robert Frost, 1874–1963)

Two roads diverged in a yellow wood,
And sorry I could not travel both
And be one traveler, long I stood
And looked down one as far as I could
To where it bent in the undergrowth;

Then took the other, as just as fair,
And having perhaps the better claim,
Because it was grassy and wanted wear;
Though as for that the passing there
Had worn them really about the same,

And both that morning equally lay
In leaves no step had trodden black.
Oh, I kept the first for another day!
Yet knowing how way leads on to way,
I doubted if I should ever come back.

I shall be telling this with a sigh
Somewhere ages and ages hence:
Two roads diverged in a wood, and I –
I took the one less traveled by,
And that has made all the difference.

aus: Robert Frost: Promises to keep. Poems – Gedichte. München: C.H. Beck, 2011, S. 66.

Der nicht genommene Weg

Zwei Wege trennten sich im gelben Wald,
und weil ich leider nicht auf beiden gehn
und Einer bleiben konnte, stand ich lang
und sah, so weit es ging, dem einen nach
bis dort, wo in der Dickung er verschwand.

Ich nahm den andern dann, auch der war schön
und hatte wohl noch eher Anspruch drauf:
Er war voll Gras und wollt begangen sein.
Was das betraf, so schien's, dass beide schon
vom Wandern ähnlich ausgetreten waren,

und beide lagen an dem Morgen gleich
in Laub, das noch nicht schwarz von Tritten war.
Ich ließ den ersten für ein andermal!
Wiewohl: Ein Weg führt in den nächsten Weg;
ich hatte Zweifel, je zurückzukehren.

Mit Seufzen sprech ich sicher einst davon
nach langer, langer Zeit und irgendwo:
Zwei Wege trennten sich im Wald, und ich –
ich nahm den Weg, der kaum begangen war,
das hat den ganzen Unterschied gemacht.

aus: Robert Frost: Promises to keep. Poems – Gedichte. München: C.H. Beck, 2011, S. 67.

The Twelve Days of Christmas

(trad.)

On the first day of Christmas
my true love sent to me:
A Partridge in a Pear Tree.

On the second day of Christmas
my true love sent to me:
Two Turtle Doves
and a Partridge in a Pear Tree.

On the third day of Christmas
my true love sent to me:
Three French Hens
Two Turtle Doves
and a Partridge in a Pear Tree.

On the fourth day of Christmas
my true love sent to me:
Four Collie Birds
Three French Hens
Two Turtle Doves
and a Partridge in a Pear Tree.

On the fifth day of Christmas
my true love sent to me:
Five Golden Rings
Four Collie Birds
Three French Hens
Two Turtle Doves
and a Partridge in a Pear Tree.

On the sixth day of Christmas
my true love sent to me:
Six Geese a-laying
Five Golden Rings
Four Collie Birds
Three French Hens
Two Turtle Doves
and a Partridge in a Pear Tree.

On the seventh day of Christmas
my true love sent to me:
Seven Swans a-swimming
Six Geese a-laying
Five Golden Rings
Four Collie Birds
Three French Hens
Two Turtle Doves
and a Partridge in a Pear Tree.

On the eighth day of Christmas
my true love sent to me:
Eight Maids a-milking
Seven Swans a-swimming
Six Geese a-laying
Five Golden Rings
Four Collie Birds
Three French Hens
Two Turtle Doves
and a Partridge in a Pear Tree.

On the ninth day of Christmas
my true love sent to me:
Nine Ladies Dancing
Eight Maids a-milking
Seven Swans a-swimming
Six Geese a-laying
Five Golden Rings
Four Collie Birds
Three French Hens
Two Turtle Doves
and a Partridge in a Pear Tree.

Die zwölf Weihnachtstage

Am ersten Weihnachtstag
schickte mir meine wahre Liebe:
ein Rebhuhn auf einem Birnenbaum.

Am zweiten Weihnachtstag
schickte mir meine wahre Liebe:
zwei Turteltauben
und ein Rebhuhn auf einem
Birnenbaum.

Am dritten Weihnachtstag
schickte mir meine wahre Liebe
drei französische Hennen,
zwei Turteltauben
und ein Rebhuhn auf einem
Birnenbaum.

Am vierten Weihnachtstag
schickte mir meine wahre Liebe
vier rabenschwarze Vögel,
drei französische Hennen,
zwei Turteltauben
und ein Rebhuhn auf einem
Birnenbaum.

Am fünften Weihnachtstag
schickte mir meine wahre Liebe
fünf goldene Ringe,
vier rabenschwarze Vögel,
drei französische Hennen,
zwei Turteltauben
und ein Rebhuhn auf einem
Birnenbaum.

Am sechsten Weihnachtstag
schickte mir meine wahre Liebe
sechs eierlegende Gänse,
fünf goldene Ringe,
vier rabenschwarze Vögel,
drei französische Hennen,
zwei Turteltauben
und ein Rebhuhn auf einem
Birnenbaum.

Am siebten Weihnachtstag
schickte mir meine wahre Liebe
sieben schwimmende Schwäne,
sechs eierlegende Gänse,
fünf goldene Ringe,
vier rabenschwarze Vögel,
drei französische Hennen,
zwei Turteltauben
und ein Rebhuhn auf einem
Birnenbaum.

Am achten Weihnachtstag
schickte mir meine wahre Liebe
acht Milchmädchen,
sieben schwimmende Schwäne,
sechs eierlegende Gänse,
fünf goldene Ringe,
vier rabenschwarze Vögel,
drei französische Hennen,
zwei Turteltauben
und ein Rebhuhn auf einem
Birnenbaum.

Am neunten Weihnachtstag
schickte mir meine wahre Liebe
neun tanzende Damen,
acht Milchmädchen,
sieben schwimmende Schwäne,
sechs eierlegende Gänse,
fünf goldene Ringe,
vier rabenschwarze Vögel,
drei französische Hennen,
zwei Turteltauben
und ein Rebhuhn auf einem
Birnenbaum.

On the tenth day of Christmas
my true love sent to me:
Ten Lords a-leaping
Nine Ladies Dancing
Eight Maids a-milking
Seven Swans a-swimming
Six Geese a-laying
Five Golden Rings
Four Collie Birds
Three French Hens
Two Turtle Doves
and a Partridge in a Pear Tree.

On the eleventh day of Christmas
my true love sent to me:
Eleven Pipers Piping
Ten Lords a-leaping
Nine Ladies Dancing
Eight Maids a -milking
Seven Swans a-swimming
Six Geese a-laying
Five Golden Rings
Four Collie Birds
Three French Hens
Two Turtle Doves
and a Partridge in a Pear Tree.

On the twelfth day of Christmas
my true love sent to me:
Twelve Drummers Drumming
Eleven Pipers Piping
Ten Lords a-leaping
Nine Ladies Dancing
Eight Maids a-milking
Seven Swans a-swimming
Six Geese a-laying
Five Golden Rings
Four Collie Birds
Three French Hens
Two Turtle Doves
and a Partridge in a Pear Tree.

Am zehnten Weihnachtstag
schickte mir meine wahre Liebe
zehn springende Herren,
neun tanzende Damen,
acht Milchmädchen,
sieben schwimmende Schwäne,
sechs eierlegende Gänse,
fünf goldene Ringe,
vier rabenschwarze Vögel,
drei französische Hennen,
zwei Turteltauben
und ein Rebhuhn auf einem
Birnenbaum.

Am elften Weihnachtstag
schickte mir meine wahre Liebe
elf dudelnde Dudelsackpfeifer,
zehn springende Herren,
neun tanzende Damen,
acht Milchmädchen,
sieben schwimmende Schwäne,
sechs eierlegende Gänse,
fünf goldene Ringe,
vier rabenschwarze Vögel,
drei französische Hennen,
zwei Turteltauben
und ein Rebhuhn auf einem
Birnenbaum.

Am zwölften Weihnachtstag
schickte mir meine wahre Liebe
zwölf trommelnde Trommler,
elf dudelnde Dudelsackpfeifer,
zehn springende Herren,
neun tanzende Damen,
acht Milchmädchen,
sieben schwimmende Schwäne,
sechs eierlegende Gänse,
fünf goldene Ringe,
vier rabenschwarze Vögel,
drei französische Hennen,
zwei Turteltauben
und ein Rebhuhn auf einem
Birnenbaum.[1]

1 Viel schöner als diese wörtliche und darum eher ungelenke Übersetzung ist die Übertragung von Reinhard Mey, der sich gar nicht erst die Mühe macht, das Lied wörtlich zu übersetzen. (Anm. d. Verlags)

My favorite things

(Oscar Hammerstein II, 1895–1960)

Raindrops on roses and whiskers on kittens
Bright copper kettles and warm woolen mittens
Brown paper packages tied up with strings
These are a few of my favorite things!

Cream colored ponies and crisp apple strudels
Doorbells and sleigh bells and schnitzel with noodles
Wild geese that fly with the moon on their wings
These are a few of my favorite things!

Girls in white dresses with blue satin sashes
Snowflakes that stay on my nose and eye lashes
Silver white winters that melt into spring
These are a few of my favorite things!

When the dog bites, when the bee stings
When I'm feeling sad,
I simply remember
my favorite things
and then I don't feel so bad!
And then I don't feel so bad.

Meine liebsten Dinge

Regentropfen auf Rosen und Schnurrbarthaare von Kätzchen,
glänzende Kupferkessel und warme, wollene Pulswärmer,
Päckchen in braunem Packpapier und mit Schnüren verschnürt –
dies sind einige meiner liebsten Dinge!

Cremefarbige Pferde und knusprige Apfelstrudel,
Türklingeln und Schlittenschellen und Schnitzel mit Nudeln,
Wildgänse, die mit vom Mond beschienenen Flügeln fortfliegen –
dies sind einige meiner liebsten Dinge!

Mädchen in weißen Kleidern und blauen Samtschärpen,
Schneeflocken, die auf meiner Nase und meinen Wimpern liegen bleiben,
silbern-weiße Winter, die in den Frühling tauen –
dies sind einige meiner liebsten Dinge!

Wenn der Hund beißt, wenn die Biene sticht,
wenn ich mich traurig fühle,
dann denke ich ganz einfach
an meine liebsten Dinge,
und dann fühle ich mich nicht mehr so schlecht!
Und dann fühle ich mich nicht mehr so schlecht.

An Old Gaelic Blessing

May the road rise to meet you
May the wind be always at your back
May the sun shine warm upon your face, the rain fall soft upon your fields,
and until we meet again may God hold you in the palm of His hand.

Ein alter gälischer Segensspruch

Möge die Straße Dir entgegenkommen.
Mögest Du immer den Wind im Rücken haben.
Möge die Sonne Dir warm ins Gesicht scheinen und der Regen sanft auf Deine Felder fallen,
und bis wir uns wiedersehen möge Gott Dich in seiner Hand halten.

Sachwortverzeichnis